अद्भुत चिकित्सा पद्धतियाँ

राजेन्द्र कुमार 'राजीव'

Gyandeep Prakashan
New Delhi-110030

I.S.B.N. 978-81-88995-66-0

Publisher	:	Gyandeep Prakashan 689/3, Mehrauli Near Roopan Wala Kuan, New Delhi-11003
Price	:	225.00
Edition	:	2022
Type Set	:	Naissance Books
Printed at	:	G.S. Printers, New Delhi

अनुक्रमणिका

चीन की अद्भुत चिकित्सा प्रणाली

लगभग ढाई हजार वर्ष पहले हमारे पड़ोसी देश चीन में मानव-चिकित्सा का एक ऐसा तरीका खोजा गया, जिसमें थोड़े-बहुत तो क्या, एक कानी-कौड़ी खर्च नहीं होती थी। तेज धार वाले एक पत्थर को शरीर में कुछ विशेष जगहों पर चुभोकर रोगी का इलाज किया जाता था। इस पत्थर को चीनी भाषा में पिएन कहा जाता था। पिएन का अर्थ है—पत्थर चुभोकर विभिन्न रोगों का इलाज करना। इसे ही वैज्ञानिक 'एक्युपंक्चर' कहते हैं। जैसे-जैसे विज्ञान उन्नति करता गया, पिएन का स्वरूप और तरीका भी बदलता गया। तेज धार वाले पत्थर की जगह बाँस, हड्डी या पत्थर की सुइयाँ इस्तेमाल होने लगीं। जब धातु युग आया तो ताँबे, लोहे और चाँदी की सुइयों का इस्तेमाल होने लगा। आजकल उस चिकित्सा पद्धति में ज्यादातर स्टेनलेस स्टील की महीन सुइयाँ काम आती हैं। चीनियों का दावा है कि एक्युपंक्चर से छोटे-से-छोटा और बड़े-से-बड़ा रोग दूर भगाया जा सकता है। खास तौर से कुछ असाध्य और जटिल रोगों जैसे दमा, टीबी, लकवा आदि के लिए यह रामबाण का काम करता है। अब तो चीन में 'एक्युपंक्चर' का उपयोग ऑपरेशन के दौरान रोगों को बेहोश करने में भी किया जाने लगा है। यानी इस पद्धति का उपयोग एनेस्थीसिया की तरह भी हो रहा है।

यह सस्ता व करामाती इलाज आज अनेक विकसित देशों तक पहुँच गया है। हमारे देश के भी कुछ डॉक्टर चीन से प्रशिक्षण प्राप्त करके इस अनोखी पद्धति द्वारा लोगों की सेवा करने में लगे हैं

आए दिन अखबारों में 'एक्युपंक्चर' से संबंधित विज्ञापन छपते रहते हैं, जिनमें लाइलाज रोगों से छुटकारा दिलाने के दावों का हवाला रहता है। परंतु समस्या यह है कि हमारे देश में 'एक्युपंक्चर' का इलाज आम आदमियों के बस की बात नहीं है। इलाज का कम-से-कम खर्च हजारों में आता है। जिस इलाज को चीन में आम जनता ने अपनाया, जो बिना किसी शुल्क या अन्य किसी खर्च के होता था, वही हमारे देश में संपन्न वर्ग का महँगा-खर्चीला

इलाज बन गया। यह सोचने की बात है। शायद इसके पीछे केवल कुछ चिकित्सकों के एकाधिकार की बात है और कुछ हद तक हमारी मजबूरी भी। हर संभव इलाज करवाने के बाद जब रोगी निराश हो जाता है तो किसी चमत्कारी इलाज की तलाश उसे 'एक्युपंक्चर' की शरण में ले जाती है और डॉक्टर फायदा उठाकर मनचाही रकम ऐंठ लेते हैं।

एक्युपंक्चर चिकित्सा पद्धति का ठीक-ठीक पता नहीं है कि चीन के किस क्षेत्र में और कब इसका जन्म हुआ। लेकिन लगभग 2000 साल पहले के चीनी इतिहास में 'जिएन चुएह' नाम के एक ऐसे व्यक्ति का उल्लेख है, जिसने एक्युपंक्चर पद्धति से एक मरते हुए बेहोश रोगी को मौत के पंजों से छुड़ा लिया था। चिकित्सा विज्ञान के क्षेत्र में चीन की सबसे पुरानी किताब 'मी चिंग' में 'लिंग शु' शीर्षक से एक अध्याय है, जिसमें 'एक्युपंक्चर' की विस्तृत जानकारी है। बाद में यही अध्याय एक्युपंक्चर पर प्रामाणिक ग्रंथ माना गया। सन 265-420 के बीच शिन वंश के दौरान 'एक्युपंक्चर' में काफी तरक्की हुई और एक्युपंक्चर की विस्तृत जानकारी देने के लिए 'चेन चियूषिया मीशिंग' शीर्षक से एक किताब तैयार की गई। इस पुस्तक में मानव शरीर में चिकित्सा की दृष्टि से महत्त्वपूर्ण 650 ऐसे बिंदु दर्शाये गए, जहाँ एक्युपंक्चर की सुइयाँ चुभोई जा सकती थीं। इसके अलावा एक्युपंक्चर के सिद्धांत पर भी विस्तार से चर्चा की गई।

किसी विशेष कारणवश 1929 के कुओमिंतांग सरकार ने चीनी इलाज के सभी पारंपरिक तरीकों पर रोक लगा दी। एक्युपंक्चर भी इस चपेट में आ गया। लेकिन जनता में इसकी लोकप्रियता में जरा भी कमी नहीं आई। इसके बाद दौर आया आजादी की लड़ाई का। पीपुल्स लिबरेशन आर्मी के कार्यकर्ता सैनिकों के इलाज में एक्युपंक्चर का भरपूर उपयोग होने लगा। मलेरिया, पेचिश, गठिया जैसे अनेक रोगों का इलाज एक्युपंक्चर के जरिए सफलता से किया गया। घायल सैनिकों को दर्द से छुटकारा दिलाने के लिए एक्युपंक्चर काम आया। फिर 1949 में चीनी गणतंत्र की स्थापना होने पर माओ त्से तुंग ने सही रूप में एक्युपंक्चर को बढ़ावा देने के लिए कई नीतियाँ बनाई। पेइचिंग और अन्य कई बड़े नगरों में एक्युपंक्चर पर अनुसंधान करने के लिए आधुनिक संस्थान और प्रयोगशालाएँ खोली गईं। 1958 में एक बार फिर माओ त्से ने एक्युपंक्चर को बढ़ावा देने की पुरजोर अपील की। इसके बाद

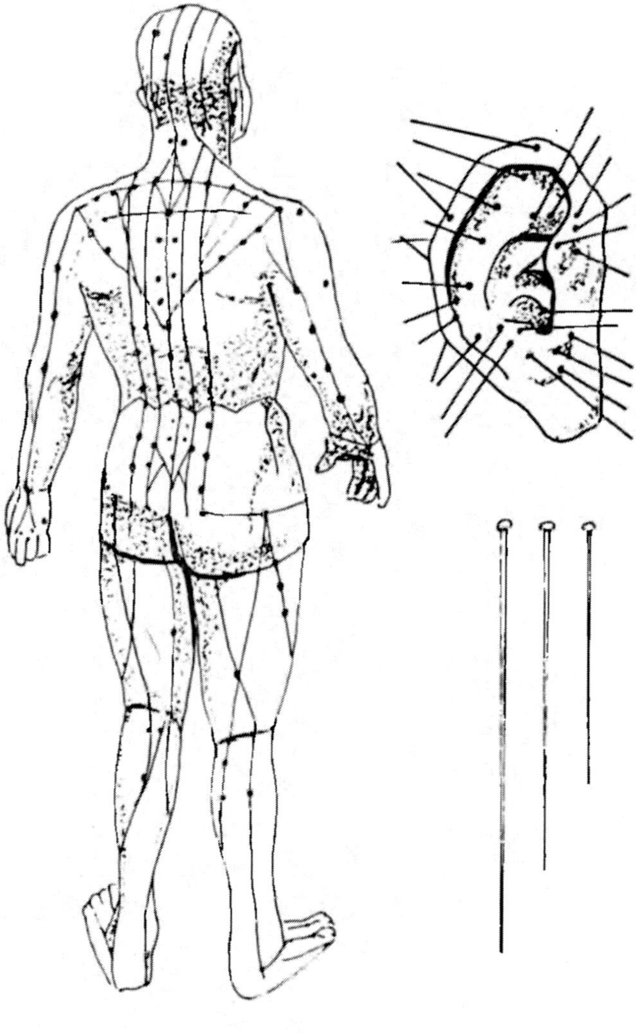

एक्युपंक्चर से छोटे-से-छोटा और बड़े-से बड़ा रोग दूर भगाया जा सकता

चीन में जैसे एक्युपंक्चर क्रांति ही आ गई। विभिन्न प्रकार के रोगों के इलाज के लिए विभिन्न प्रकार की सुईयों का इस्तेमाल होने लगा, जैसे लंबी सुई, महीन सुई, गर्म सुई, लंबी-मोटी सुई आदि। शरीर के कुछ खास संवेदनशील स्थानों पर (डिस्टिल्ड वाटर) का प्रेवश कराके भी इलाज किया जाने लगा। 1959 से चीनी डॉक्टरों के अनुसार एक्युपंक्चर का उपयोग ऑपरेशन के दौरान रोगी को बेहोश करने में भी अब कारगर साबित हुआ है। एक्युपंक्चर के इस प्रभावी व अद्‌भुत रूप का प्रयोग करके मस्तिष्क की शल्य-क्रिया जैसे जटिल ऑपरेशन भी किए गए जिनमें पूर्ण सफलता प्राप्त हुई।

इस दौरान एक्युपंक्चर पर हुए अनुसंधान में यह पता लगा कि शरीर के कुछ स्थानों को नियमित रूप से कुछ देर उँगली से दबाने से भी रोगी का इलाज सफलतापूर्वक किया जा सकता है। इलाज की यह पद्धति एक अन्य विधा के रूप में पनपी और इसे 'एक्युप्रेशर' कहा गया। इस कला के विद्वानों का मानना है कि तलुवे के कुछ खास स्थानों पर अगर नियमित रूप से कुछ देर दबाव डाला जाए तो आदमी की रोगों से लड़ने की क्षमता बढ़ जाती है।

एक्युपंक्चर हमारे यहाँ के ओझाओं के झाड़-फूँक जैसा अवैज्ञानिक नहीं है। इसके पीछे ठोस वैज्ञानिक आधार है। हाँ, यह जरूर है कि पुराने समय में वैज्ञानिक आधार का ठीक से विश्लेषण-परीक्षण नहीं हुआ था। वे यह मानते थे कि शरीर का हर अंग आपस में एक-दूसरे से नस-नाड़ियों द्वारा जुड़ा हुआ है। और इसी वजह से किसी एक जगह सुई चुभोने से पूरे शरीर पर उसका प्रभावकारी असर होता है। शरीर के विभिन्न अंगों को आपस में जोड़ने वाले इस जाल को उन्होंने अपने भाषा में 'चिंगलों' कहा। आज के आधुनिक क्रिया-विज्ञान के अनुसार एक्युपंक्चर का प्रभाव तंत्रिकाओं (नर्व) के जरिए होता है। यही वजह है कि विभिन्न रोगों के इलाज के लिए शरीर के विशेष बिंदुओं पर सुई चुभोई जाती है। उदाहरण के लिए, हथेली में अँगूठे और पहली उंगली के बीच में सुई चुभोने से दाँत का दर्द दूर होता है। पैर में घुटने से नीचे पीछे की ओर सुई लगाने से पेट की गड़बड़ दूर होती है। और सर के पिछले भाग में सुई चुभोने से गूँगे-बहरे बोल-सुन सकते हैं। कुछ ऐसी जगहें भी हैं जहाँ सुइयाँ चुभोने से लकवा जैसा रोग तक दूर हो सकता है। विशेष जगहों पर सुई चुभोने से विशेष रोग का दूर होना इसका प्रमाण है कि सुइयों का असर स्थान विशेष तक आने वाली तंत्रिकाओं के माध्यम से होता है।

लेकिन तंत्रिकाओं का यह आधुनिक सिद्धांत कुछ मामलों में उपयोगी और कारगर नहीं बैठता है। चिंगलों सिद्धांत के अनुसार पैर के निचले हिस्से में सुई चुभोने से आँख के रोग दूर होते हैं, लेकिन आधुनिक तंत्रिका विज्ञान के अनुसार ये दोनों अंग आपस में तंत्रिकाओं के माध्यम से नहीं जुड़े हैं। फिर यह असर क्यों? ऐसा अनुमान है कि 'चिंगलों' के अंतर्गत केवल तंत्रिकाएँ नहीं आतीं, रक्त वाहिकाएँ और अंतःस्रावी ग्रंथियाँ (एंडोक्राइन ग्लैंड्स) भी आती हैं। 'चिंगलों' के सिद्धांत को पूरी तरह से समझने के लिए और अधिक अनुसंधान की आवश्यकता है।

□□

'स्प्रिचुअल हीलिंग' : अनोखी चिकित्सा पद्धति

'स्प्रिचुअल हीलिंग' अर्थात आध्यात्मिक चिकित्सा भी अनेक रोगों में बहुत कारगर साबित हुई है। परन्तु लोगों को इस चिकित्सा पद्धति पर सहसा विश्वास नहीं होता। लेकिन अनुभवों ने यह सिद्ध कर दिया है कि आध्यात्मिक चिकित्सा से लाभ होता है।

भारत में इस पद्धति के चिकित्सकों में बंबई के डॉक्टर रमाकांत केनी का नाम उल्लेखनीय है।

सन 1972 में डॉक्टर केनी को गरदन तथा पीठ के जोड़ों में सूजन और दर्द की शिकायत हो गई थी। इसे अंग्रेजी में 'स्पोंडलाइटिस़' भी कहते हैं। सूजन और दर्द से वे बेहद परेशान हो गए। यों, वह स्वयं डॉक्टर थे, देश-विदेश की डिग्रियाँ उनके पास थीं। फिर भी वे लाचार थे। तभी एक दिन उनके एक अस्सी वर्षीय शुभचिंतक ने उन्हें लंदन के प्रख्यात आध्यात्मिक चिकित्सक हैरी एडवर्ड्स को आरोग्यकारी ऊर्जा तरंग भेजने के लिए पत्र लिखने को कहा। उन्होंने आशा दिलाई कि उससे वे अवश्य ही ठीक हो जाएँगे।

डॉ. केनी को विश्वास नहीं हुआ। फिर भी उन्होंने एक पत्र लिख ही दिया। पत्र लिखने के बाद रोग से उन्हें राहत मिलती चली गई। एक हफ्ते में फिर वे अपने काम पर भी जाने लगे। सारी दवाएँ छूट गईं। वे चकित रह गए।

लगभग छह माह बाद एक दिलचस्प घटना और घटी। उन्हीं वृद्ध मित्र को खोजते हुए एक दिन डॉ. केनी एक 'सियांस' में आ पहुँचे। माध्यम थीं श्रीमती अलनवाज कपाड़िया। चारों ओर कुरसियाँ पड़ी हुई थीं। वे घूम-घूमकर मृत रिश्तेदारों के संदेश कुर्सियों पर बैठे संबंधित लोगों को दे रही थीं। वह डॉ. केनी के पास आकर खड़ी हो गईं और कहने लगीं, "आपके लिए एक बहुत खास संदेश है। मेरी मार्ग-दर्शक आत्मा ने आपको लोगों की बीमारियाँ दूर करने के लिए चुना है। अपने मन से सारे तर्क और संशय

निकाल दीजिए।" रोमांचित डॉ. केनी यह सुझाव सहर्ष ही मान गए। बस, उनका सारा शरीर ऊर्जा से तरंगित हो उठा और उनके मन में विश्वास भी जाग्रत हो गया कि वह किसी भी रोगी को स्पर्श मात्र से स्वस्थ कर सकते हैं।

सूक्ष्म जगत के इस डॉक्टर को बंबई अस्पताल की तीसरी मंजिल पर एक छोटे-से वातानुकूलित धूपबत्तियों से सुगंधित कमरे में बैठा देखा जा सकता है। उनके कमरे के दाईं ओर शैल्फ पर शिरडी साईंबाबा और 'स्प्रिच्युल हीलिंग' के विश्व-विख्यात सम्राट हैरी एडवर्ड्स की तसवीरें रखी हैं। हलका-हलका संगीत टेप-रिकार्ड से प्रवाहित होता रहता है।

रोगी को घूमने वाले स्टूल पर बैठाकर वे पूछते हैं, "क्या मैं सब बता दूँ कि आपको क्या बीमारी है या आप खुद बताएँगे ?" और रोगी के बताने से पहले ही वे सही-सही निदान बता देते हैं। इसका कारण यह है कि सूक्ष्म जगत को डॉक्टर अपने सूक्ष्म शरीर में समाहित कर लेते हैं जो उनकी सहायता करता है, रोगी के रोगग्रस्त भाग को वे स्पर्श करते हैं और रोग उन्मूलन की ऊर्जा तरंगें प्रवाहित होने लगती हैं। रोग दूर होता जाता है। होता यह है कि अक्सर डॉ. केनी के पास रोगी तब पहुँचता है, जब अन्य सारी चिकित्सा प्रणालियाँ असफल हो जाती हैं और रोग गहरी जड़ों तक पहुँच जाता है। ऐसे मामलों में अधिक कठिनाई पैदा हो जाती है। वैसे तो डॉ. रमाकांत केनी ने कैंसर तक के रोगियों को ठीक किया है।

कैंसर की चिकित्सा

बंबई के एक बहुत बड़े ज्योतिषी चौहत्तर वर्षीय एम.जे. आचार्य को गले का कैंसर हो गया था। मिरगी के दौरे भी पड़ते थे। श्री आचार्य के भाई उन्हें डॉ. केनी के पास ले गए। वह साढ़े तीन महीने में ही बिलकुल ठीक हो गए।

इसी प्रकार एक व्यक्ति अरुण सम्पत की माँ का कैंसर डॉ. केनी के रूहानी इलाज से ठीक हो गया। उन्होंने स्वयं कैंसर के छयालीस अन्य जटिल केसों का लेखा-जोखा देखा है, जो डॉ० केनी के उपचार से बिलकुल ठीक हो गए।

दो कैंसर के केस ऐसे भी हैं, जो डॉ० केनी की 'स्प्रिच्युअल हीलिंग' से ठीक नहीं हो पाए। दरअसल जब तक ये केस उनके पास पहुँचे, तब तक रोग की जड़ें बहुत गहरी पहुँच चुकी थीं, रोगी के शरीर को भिन्न-भिन्न इलाजों से

इतना अधिक दूषित कर दिया गया था कि रोग और दवाओं दोनों से श्री केनी को लड़ना पड़ा था। कभी-कभी ऐसा भी होता है कि कर्मयोग के अनुसार मृत्यु सुनिश्चित होती है। उसे कोई भी नहीं टाल सकता। लेकिन, फिर भी दमा आर्थराइटिस, स्पोंडलाइटिस, गठिया—जैसे रोगों के ठीक होने के केस, सिर्फ अपवादों को छोड़कर लगभग शतप्रतिशत हैं।

बंबई के ऐलोपेथ डॉ. सनत त्रिवेदी को भी डॉ. रमाकांत केनी द्वारा कई रोगों को एकदम ठीक कर दिए जाने का अनुभव हैं। डॉ. त्रिवेदी की बहन श्रीमती जयंती पंडित का कष्टदायक गठिया जो उन्हें कई वर्षों से था, बिल्कुल ठीक हो गया। साथ ही उनका दमा भी ठीक हो गया। बंगाल के प्रसिद्ध और महान लेखक दादा दलीप कुमार राय आर्थराइटिस के मरीज थे। वे 'ऐबसेंट हीलिंग' और संपर्क चिकित्सा से बिल्कुल ठीक हो गए। बाबा मुक्तानंद का भी डॉ. केनी ने परीक्षण किया और 'हीलिंग' दी। बाबा ने भी डॉ. केनी को मुँह से मुँह में श्वास छोड़कर दिव्य उर्जा प्रदान की। इससे डॉ. केनी की चिकित्सा-क्षमता और बढ़ गई।

दिल्ली की एक लड़की की गरदन पर सफेद दाग थे। इसके कारण उसका विवाह भी रुका हुआ था। उसने उन दागों सहित अपना एक फोटो डॉ. केनी को भेजा। समय तो काफी लगा, लेकिन वह बिलकुल ठीक हो गई। 'ऐबसेंट हीलिंग' में डॉ. केनी रोगी का फोटो, नाम, पत्ते सहित ध्यान करते हैं और आरोग्यता की कामना करते हैं। विचार-लोक और भाव-लोक में विचार एक प्रत्यक्ष वस्तु होता है। ऐसे विचार दिव्य शक्ति से रूहानी डॉक्टरों के पास तुरंत पहुँचते हैं जो रोगी के पास ऊर्जा तरंग भेजकर आरोग्य प्रक्रिया शुरू कर देते हैं।

एक दिन झुककर बाल्टी उठाने से एक व्यक्ति की रीढ़ की हड्डी जोड़ पर अपनी जगह से हट गई। डॉक्टरों ने बहुत लंबे समय के लिए सख्त बिस्तर पर आराम की सलाह दी। डॉ. केनी को 'ऐबसेंट हीलिंग' के लिए लिखा। महीने-भर में ही वह व्यक्ति सत्तर प्रतिशत और दो-तीन महीने में बिलकुल ठीक हो गया।

दिल्ली की ही श्रीमती उमा शर्मा की भी भंयकर स्पोंडलाइट इसी प्रकार 'ऐबसेंट हीलिंग' से दो-तीन महीने में ठीक हो गई। वास्तव में कुछ व्यक्तियों में ग्राह्य-शक्ति कुछ अधिक होती है, जिससे वे तुरंत आरोग्य ऊर्जा तरंगों को

पकड़ लेते हैं। लेकिन कुछ व्यक्ति ऐसा नहीं कर पाते। फलतः उन्हें लाभ नहीं हो पाता है। अतः इसके लिए रोगी को भी आध्यात्मिक चिकित्सक की चिकित्सा पद्धति पर पूर्ण विश्वास और आस्था के साथ आंतरिक रूप से समर्पित होकर जुड़ना पड़ता है। तभी लाभ संभव होता है और बिना बाधा के आरोग्य ऊर्जा तरंगों का आदान-प्रदान होता है।

□□

सूर्य किरणों से चिकित्सा

चिकित्सा विज्ञान आज सूर्य-किरणों व प्रकाश से रोगों की चिकित्सा कर रहे हैं। जल तथा वातावरणीय ताप नियंत्रण से भी कई रोगों का इलाज संभव है, इनका शरीर पर गहरा प्रभाव पड़ता है।

सूर्य की किरणों का चिकित्सा विज्ञान में बहुत उपयोग हो सकता है। वैज्ञानिक आजकल इस खोज में लगातार जुटे हुए हैं। सूर्य की किरणें मानसिक रोगों के उपचार में विशेष रूप से उपयोगी और प्रभावी मानी जा रही हैं। सूर्य किरणें कई प्रकार की बीमारियाँ व सिरदर्द दूर करने में सक्षम हैं। सूर्य से ही आने वाली पराबैंगनी किरणें शरीर में रोग-अवरोधी शक्ति बढ़ाने में उपयोगी पाई गई हैं। तरंगीय पराबैंगनी किरणें शरीर में संचारशील पदार्थों पर गहरा प्रभाव डालती हैं। यदि सूर्य से उत्सर्जित पराबैंगनी किरणों में जितनी ऊर्जा होती है, वह सारी ऊर्जा यदि किरणों के साथ हमारी पृथ्वी पर पहुँच जाए तो हमारी पृथ्वी का सम्पूर्ण जीवन कुछ सेकंडों में ही तहस-नहस हो जाएगा। सौभाग्य से समपात मंडल में ओजोन गैस की एक परत पृथ्वी से 24 से 50 किलोमीटर की ऊँचाई के बीच होती है। पराबैंगनी विकिरण की अधिकांश मात्रा यही ओजोन गैस अवशोषित कर लेती है। और शेष भाग जो हम तक पहुँचता है, अत्यधिक लाभकर ही होती है।

लेकिन सूर्य से आने वाली ये पराबैंगनी किरणें कभी-कभी हमारे लिए हानिकारक भी सिद्ध होती हैं। धूप में शरीर का झुलस जाना, पराबैंगनी किरणों के कारण ही होता है। इसका कारण यह है कि इन किरणों में मूल विनाशक शक्ति का कुछ अंश शेष रह जाता है।

परन्तु इसके बावजूद भी ये किरणें लाभकारी ज्यादा हैं। जिन बच्चों को धूप नहीं मिलती है उन्हें सूखा रोग होने की सम्भावना ज्यादा रहती है। इस रोग में हड्डियाँ नरम पड़ जाती हैं। यह रोग कैल्शियम की कमी के कारण होता है। सूर्य की किरणों में मौजूद पराबैंगनी भाग ही कैल्शियम उपचयन को तीव्र करता है। इस प्रकार ये किरणें हड्डियों के विकास में काफी सहायक हैं।

ये हड्डियों को मजबूती प्रदान करती हैं।

वास्तव में होता यह है कि त्वचा पर पराबैंगनी किरणों की प्रक्रिया से 'आर्मोस्टराल' नामक एक रसायन-पदार्थ विटामिन 'डी' उत्पन्न होता है। विटामिन 'डी' बच्चों की हड्डियों की मजबूती के लिए बहुत ही आवश्यक है। आज यह विटामिट 'डी' मिल्क ब्रेड व अन्य भोज्य-पदार्थों को पराबैंगनी किरणों के अन्तर्गत रखकर प्राप्त किया जा सकता है। पराबैंगनी किरणें शक्तिशाली जीवाणुनाशक भी हैं। औषधि-उद्योग में प्रति जैविक तथा अन्य पदार्थों को विसंक्रामित करने में भी इसका उपयोग होता है।

हाल में प्रयोगों द्वारा वैज्ञानिकों ने पता लगाया है कि विश्व के उत्तरी व दक्षिणी भागों में प्रकाश के अभाव के कारण वहाँ के लोग आमतौर से शीत की तकलीफों से पीड़ित रहते हैं। इस रोग में नींद ज्यादा आती है। सुस्ती रहती है और भूख नहीं लगती है। सूर्य का प्रकाश शरीर को कम मात्रा में मिलने के कारण मस्तिष्क की शंकु रूपी ग्रंथी को मेला टोटिन नामक हारमोन अधिक मात्रा में मिलता है। इस कारण अवसाद रोग उत्पन्न होता है, लेकिन चमकीला दृश्य प्रकाश इस हारमोन के निमाकरण को दबा देता है। जहाँ सूर्य का प्रकाश कम मात्रा में मिलता है, वहाँ कृत्रिम प्रकाश के द्वारा अवसाद जैसे रोगों का इलाज किया जाता है।

पराबैंगनी किरणें रक्त-कैंसर के इलाज में काफी कारगर साबित हुई हैं। श्वेत रक्त-कणों तथा रोगरोधी शक्ति पर इसके अनुकूल प्रभाव के बारे में व्यापक अध्ययन किया जा रहा है। आज मरकरी आर्क लैम्पों के द्वारा भी पराबैंगनी किरणें आसानी से उत्पन्न की जा सकती हैं। मानव ऊत्तकों पर लेसर किरणों के प्रभाव का भी अध्ययन किया जा रहा है और इसके अच्छे परिणाम भी निकले हैं। रोगों के इलाज में प्रकाश की किरणों का सफल प्रयोग सबसे पहले डेनमार्क के चिकित्साशास्त्री नाइल्स आर. फिन्सेन ने किया था। इसके लिए उन्हें सन 1903 में चिकित्सा विज्ञान का नोबेल पुरस्कार भी मिला था। इसी के साथ इस चिकित्सा पद्धति का सारे संसार में प्रचार-प्रसार हो गया। फिन्सेन ने सूर्य की किरणों से त्वचा के क्षय रोगों का भी सफलतापूर्वक इलाज किया था। आज फोटो बॉयलाजी में नई उपलब्धियों की काफी अधिक संभावनाएँ हैं।

सूर्य की किरणों के विभिन्न स्वास्थ्यप्रद गुणों पर भी एक नजर डालें।

धूप और स्वास्थ्य

यह देखा गया है कि जो सूर्य की किरणों का सेवन नहीं करते, उनका मुख जर्द, रक्ताभाव, हड्डियाँ कमजोर एवं लचीली तथा रूखी और कड़ी होती हैं। यही दशा प्रकाश-विहीन पौधों की होती है, जिनको सूर्य की किरणों के प्रकाश के अभाव में रहना पड़ता है। सूर्य में दिव्य गुणों का भंडार है और वह तेज देने वाला हैं। सूर्य की पूजा अनादि काल से चली आ रही है। हमारा शरीर पाँच तत्त्वों से बना है जिसमें सूर्य का प्रमुख हाथ है।

विटामिन 'डी' का खजाना

हमारी हड्डियों की बनावट में कैल्शियम, फासफोरस, एवं विटामिन 'डी' का विशेष स्थान है। उनमें से जब भी किसी चीज का अभाव होता है तो प्राणी में कई प्रकार के रोग लग जाते हैं। इनमें विटामिन 'डी' का हमारे शरीर के लिए विशेष महत्त्व है। हमें सूर्य से यह विटामिन प्राप्त होता है जो स्वास्थ्य के लिए लाभदायक है।

कीटाणुनाशक गुण

आज के वैज्ञानिक भी यह मान गए हैं कि सूर्य किरणों में रोगों के कीटाणु नाश करने की अनुपम शक्ति है। अतः किसी प्रकार के रोगों की अवस्था, आयु और रोग के अनुसार नियमित रूप से सूर्य स्नान करना स्वास्थ्य के लिए गुणकारी है। यही कारण है कि सूर्य के अभाव से जाड़े के दिनों में प्लेग और बरसात के दिनों में अनेक प्रकार के रोग पनपते हैं। सूर्य किरणों का गुण केवल रोग कीटाणुनाशक ही नहीं, बल्कि जीवन शक्ति को भी उन्नत करता है। वसंत आते ही सूर्य-अस्त के बाद कुछ न खाने का विधान बहुत ही गुणकारी होता है। इस नियम से दो प्रत्यक्ष लाभ होते हैं। एक तो भोजन आसानी से पच जाता है और दूसरे सोने के 2 घंटे पहले भोजन पच जाने से गहरी और अच्छी नींद आती है।

सूर्य रश्मि और पोषण तत्त्व

फल, अनाज, सब्जी जितना ही सूर्य किरणों को अपने में जज्ब करते हैं उतना ही उसमें पोषण तत्त्व प्राकृतिक लवण एवं विटामिन पाए जाते हैं। यही

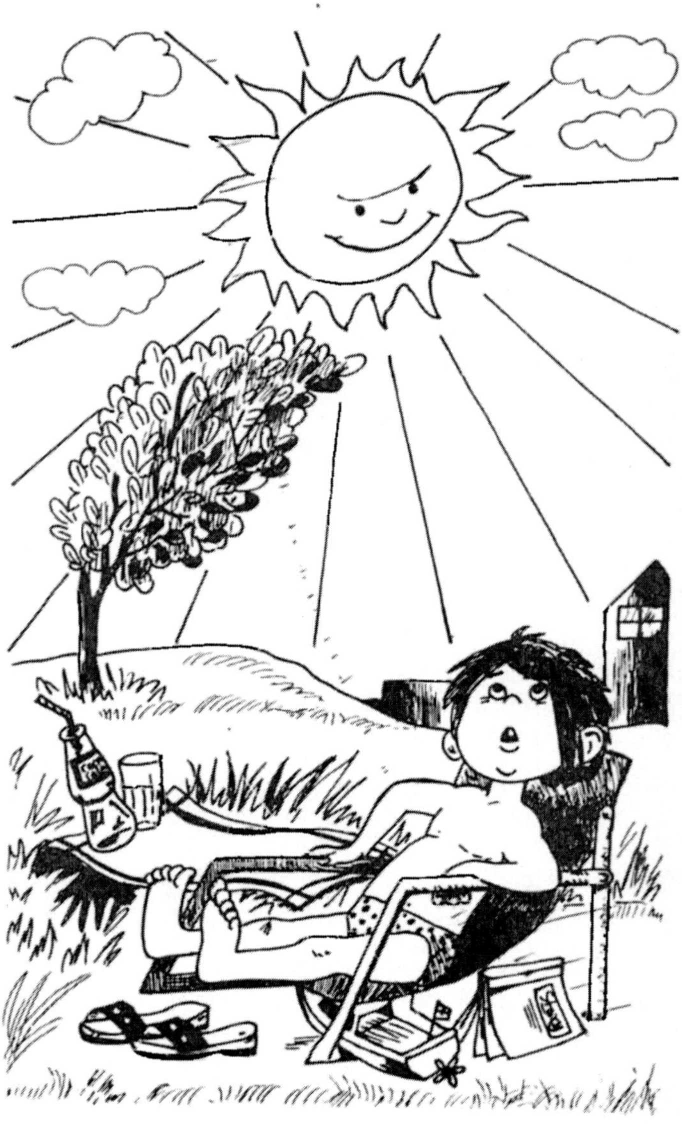

धूप स्वास्थ्य के लिए बहुत ही गुणकारी है।

कारण है कि चावल की अपेक्षा गेहूँ, अन्य फलों की अपेक्षा संतरा, सेब, अमरूद, आम, बादाम, काजू, पिस्ता आदि में अधिक पोषण तत्त्व पाए जाते हैं।

धूप और मालिश

धूप में तेल मालिश करना स्वास्थ्य के लिए बहुत ही गुणकारी है। इससे तेल एवं विटामिन 'डी' हमारे शरीर में जज्ब हो जाता है। इससे शरीर चुस्त और मजबूत होता है। विटामिन डी के अभाव में बच्चों में सूखा रोग हो जाता है। ऐसे में डॉक्टर लोग विटामिन डी की टिकिया देते हैं। बच्चों का तो सीधा-सरल उपचार है कि उनकी तेल मालिश नंगे बदन ही धूप में की जाए और उन्हें कुछ देर धूप में छोड़ दें ताकि उन्हें विटामिन डी भरपूर मात्रा में प्राप्त हो सके।

नेत्र ज्योति में लाभदायक सूर्य-किरणें

प्रातः शौच आदि से निवृत्त होकर नेत्र बंद करके 5 मिनट से 10 मिनट तक निकलते सूर्य की ओर देखना बड़ा लाभदायक है। यह बहुत अच्छी विधि मानी जाती है कि सूर्य रश्मियाँ हरी पत्तियों से होकर आएँ। ऐसे में इनका प्रभाव और भी बढ़ जाता है। अधिक सूर्य किरणों में बैठना भी स्वास्थ्य के लिए हानिकारक है। सूर्य स्नान अपनी सामर्थ्य के अनुसार करना चाहिए। हमें भोजन में पत्तेदार सब्जियों और रसदार फलों का प्रयोग करना चाहिए। सब्जियों में मूली, गाजर, खीरा, ककड़ी आदि अधिक कच्ची खाई जाने वाली सब्जियों का प्रयोग अधिक करना चाहिए, जिनसे शरीर के लिए आवश्यक हर प्रोटीन, कार्बोहाइड्रेट, चिकनाई, विटामिन, और प्राकृतिक लवण प्राप्त हो सके।

सूर्य तप्त पानी

यह पानी स्वास्थ्य के लिए अति गुणकारी है। एक गिलास पानी को भरकर उसे सूर्य किरणों में रख दें। जब पानी गर्म हो जाए, उसे थोड़े-थोड़े समय के अंतराल से पी लें। यहं ख्याल रखें कि पानी में गंदगी उड़कर न आए। उसके ऊपर बारीक कपड़ा ढंक दें ताकि सूर्य की किरणों को पानी गर्म करने में रुकावट न पहुँचे। इस पानी के प्रयोग से कब्ज दूर हो जाती है। कब्ज सारी बीमारियों की जड़ है। इस पानी से पेट के अनेक रोग दूर होते हैं।

□□

जड़ी-बूटियों से भरे गद्दे-तकियों द्वारा चिकित्सा

प्राचीनकाल से ही जड़ी-बूटियाँ हमारे यहाँ की आयुर्वेदिक चिकित्सा पद्धति का विशेष अंग रही हैं। आइए, इसी से मिलती-जुलती परंतु अद्‌भुत चिकित्सा पद्धति की जानकारी लें।

स्वास्थ्य के लिए चीन में जड़ी-बूटियाँ भरे तकियों का रिवाज काफी पुराना है। प्राचीनकाल से ही चीनी हिममंडित पर्वतों और जंगलों में पाई जानेवाली जड़ी-बूटियों को तोड़कर, उनसे गद्दे-तकिए आदि बनाते रहे हैं। ऐसे गद्दे रोग-निवारण में सहायक होते हैं।

चीन के शांसी प्रांत में ताईवाई पर्वत के शिखर पर रोग-निवारक जड़ी-बूटियों का प्रचुर भंडार है। इन जड़ी-बूटियों से गद्दे और तकिए बनाए जाते हैं, चीनियों का विश्वास है कि ऐसी जड़ी-बूटियों में बने गद्दों पर सोने अथवा उनसे भरे तकिए सिरहाने लगाने से तरह-तरह के रोग दूर होते हैं। यही नहीं, यदि ऐसी जड़ी-बूटियाँ जूतों में रख ली जाएँ, तो भी उनसे काफी लाभ होता है।

चीनी विशेषज्ञों का कहना है कि स्वास्थ्यप्रद जड़ी-बूटियों से भरे गद्दे-तकियों से त्वचा के संपर्क में आने पर ऐसी जड़ी-बूटियाँ भीतरी अंगों की कार्यप्रणाली नियमित करती हैं। यदि उनकी सुगंध साँस के जरिए शरीर के भीतर पहुँच जाए तो वह लाभप्रद सिद्ध होती है। ऐसे गद्दे-तकिए इस्तेमाल करनेवाले लोगों में से 85 प्रतिशत लोगों को लाभ होता हुआ देखा गया है।

चीन से प्रकाशित होनेवाली एक पत्रिका, के पिछले एक अंक में प्रकाशित जानकारी के अनुसार, यदि ऐसी जड़ी-बूटियों वाले गद्दे-तकियों का काफी लंबी अवधि तक इस्तेमाल किया जाए तो उससे रक्त-संचालन नियमित होता है। माँसपेशियों और जोड़ों को आराम मिलता है। ये रक्तचाप भी घटाती हैं। इनके प्रयोग से सरदी-जुकाम दूर भागते हैं और सिर दर्द भी दूर हो जाता है। उनके इस्तेमाल से नींद भी अच्छी आती है। यदि बच्चे ऐसे तकिए इस्तेमाल करें तो वे सरदी-जुकाम का अच्छी तरह से सामना कर सकते हैं।

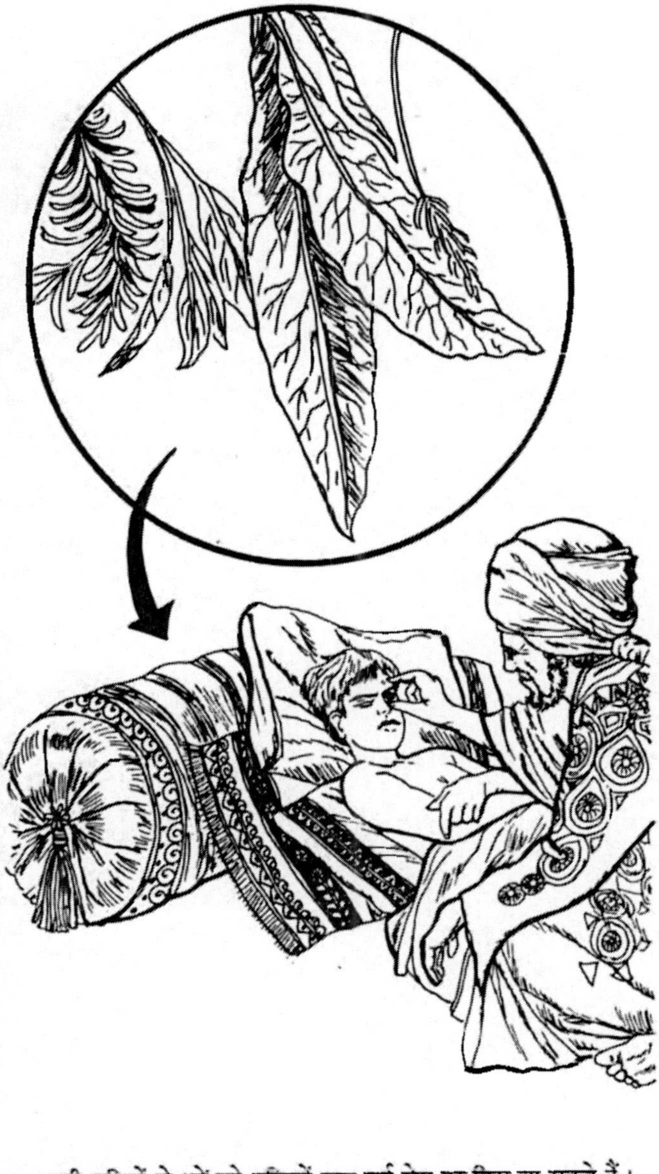

जड़ी-बूटियों से भरें गद्दे-तकियों द्वारा कई रोग दूर किए जा सकते हैं।

इनके इस्तेमाल से उनकी श्रवण शक्ति बढ़ती है। दृष्टि भी तेज होती है। उनका विकास भी अच्छा होता है।

जड़ी-बूटियों भरे तकिए एक वर्ष तक प्रभावी और लाभदायक होते हैं। बाद में धीर-धीरे उनका असर कम होता जाता है। क्योंकि जड़ी-बूटियों की गंध कम हो जाती है। साथ ही सूख जाने पर उनकी स्पर्श-शक्ति भी इतनी प्रभावी नहीं रह पाती।

ये जड़ी-बूटियाँ विभिन्न रोग फैलाने वाले कीटाणुओं-विषाणुओं को निष्क्रिय भी करती हैं।

☐☐

उँगलियों की मुद्राओं से चिकित्सा

मुद्रा-विज्ञान जीवन जीने की एक प्राचीन शास्त्रीय पद्धति व कला है। इसे योग का ही एक अति सूक्ष्म अंग कहा जा सकता है। प्राणी का स्वास्थ्य कंट्रोल-केंद्र उसके भीतर ही है जिसका सही स्विच दबा कर मनुष्य स्वस्थ्य रह सकता है। सूक्ष्म मुद्रा-विज्ञान के अनुसार मनुष्य दोनों हाथों की उँगलियों की विशेष मुद्राएँ बनाकर अपने शरीर में किसी तत्त्व की कमी की बढ़ोतरी कर स्वस्थ रह सकता है। इन मुद्राओं को करने के लिए किसी विशेष समय की पाबंदी नहीं है। आराम के क्षणों में, बातचीत के क्षणों में, टेलीविजन देखते हुए अथवा शवासन में सीधे लेटे-लेटे इच्छानुसार सूक्ष्म मुद्रा की जा सकती है। दिन-भर में कम-से-कम पौन घंटे इनको नियमित रूप में दोनों हाथों द्वारा करना चाहिए। बीमारी जितनी पुरानी होगी, उसके उपचार में उतने ही अधिक दिन लगेंगे।

इन मुद्राओं के प्रयोग से रोगी को किसी प्रकार की हानि का डर नहीं है। औषधि लेते हुए भी इन्हें यदि विश्वास के साथ किया जाए तो भी ये हितकारी ही सिद्ध होंगी। जैसे किसी व्यक्ति को दिल का दौरा पड़ जाए और वह उसी समय अपने दोनों हाथों से नीचे बताई मुद्रा बना ले तो, दौरा टल सकता है।

अँगूठे के साथ वाली (तर्जनी) उँगली को मोड़कर अँगूठे की गद्दी पर लगा लें और छोटी उँगली को छोड़कर बाकी दोनों उँगलियाँ अँगूठे से छुआ देवें तो वह मुद्रा दिला का दौरा रोकने में इंजेक्शन का-सा प्रभाव दिखाएगी और लगातार अभ्यास से दिल की बीमारी ठीक करने में सहायक होगी।

जिन्हें कोई बीमारी नहीं है और जो स्वस्थ रहना चाहते हैं, उनके लिए ज्ञान मुद्रा अथवा प्राण मुद्रा का अभ्यास हितकारी होगा।

ज्ञान मुद्रा—अँगूठे और उसके साथ वाली उँगली के सिरों को मिलाने से यह मुद्रा बनती है। इसे श्रेष्ठ मुद्रा भी कहते हैं। इस मुद्रा से बुद्धि व स्मरण-शक्ति बढ़ती है। पागलपन, क्रोधादि तथा मानसिक रोगी ठीक हो जाते

हैं।

प्राण मुद्रा—सबसे छोटी उँगली, इसके पास वाली (अनामिका) उँगली के अग्रभागों को अँगूठे के अग्रभाग से छुआने से यह मुद्रा बनती है। इस मुद्रा के नित्य करने से शरीर में प्राण शक्ति व रोग निवारक शक्ति बढ़ती है। इसका अभ्यास सभी उम्र के लोग इच्छानुसार कर सकते हैं। इससे नेत्र ज्योति बढ़ती है।

विभिन्न रोगों के लिए अलग-अलग मुद्राएँ नीचे दी जाती हैं। कोई भी मुद्रा कम-से-कम 45 मिनट तक दोनों हाथों पर नियमित रूप से करनी आवश्यक है।

वायु मुद्रा—अँगूठे के साथ वाली उँगली को अँगूठे की जड़ में लगाकर अँगूठे से हलका-सा दबाने से यह मुद्रा बनती है। इस मुद्रा से गठिया, वायु जोड़ों की सूजन, शरीर का काँपना, लकवा-अधरंग, घुटनों का दर्द, जैसे वायु रोग, दूर हो सकते हैं। वात रोगी इसे नियमित रूप से करते रहें तो वे स्वस्थ और नीरोग रह सकते हैं।

शून्य मुद्रा—बीच की उँगली (मध्यमा) को अँगूठे की गद्दी पर लगाकर ऊपर से अँगूठा हल्का दबाने पर यह मुद्रा बनती है। यदि कान में दर्द हो तो दर्द शुरू होते ही शून्य मुद्रा करें। पाँच मिनट में ही कान के दर्द में आराम आने लगेगा। डाक्टरी उपचार के साथ-साथ उस मुद्रा को लगभग 45 मिनट तक नियमित रूप से अभ्यास करते रहने से कान का बहना, कान से कम सुनना, आदि रोग जल्दी ठीक हो जाते हैं।

वरुण मुद्रा—सबसे छोटी उँगली को अँगूठे के अग्र भाग में लगाने से वरुण मुद्रा बनती है। यह मुद्रा शरीर के रूखेपन और खुश्की को हरती है। जिनके शरीर में जल की कमी से उपद्रव हो, उनको इस मुद्रा का अभ्यास करना चाहिए। इसके द्वारा त्वचा में कोमलता आती है।

पृथ्वी मुद्रा—सबसे छोटी उँगली के पास वाली उँगली (अनामिका) और अँगूठे के सिरों को आपस में मिलाने से पृथ्वी मुद्रा बनती है। यह तन को स्वस्थ पुष्ट करती है। यह सबके लिए उपयोगी है। विशेषकर मोटे होने के इच्छुक इसे अवश्य नियमित रूप से करें। इसके शारीरिक कमजोरी समाप्त होती है तथा मस्तिष्क की सोचने की शक्ति बढ़ती है।

सूर्य मुद्रा—अनामिका को अँगूठे की जड़ में लगाकर अँगठे से दबाने

पर सूर्य मुद्रा बनती है। यह तन के भारीपन को दूर कर तन को हल्का और चुस्त करती है। इस मुद्रा के अभ्यास से शरीर के मोटापे में तथा मानसिक तनावों में कमी आती है और शरीर चुस्त-दुरुस्त रहता है।

लिंग मुद्रा—दोनों हाथों की उँगुलियों को आपस में फँसाकर बाएँ अँगूठे को सीधा रखने से लिंग मुद्रा बनती है। इससे नजला, खाँसी-जुकाम और सर्दी के रोग दूर होते हैं। यह मुद्रा तन को ऊष्ण करके कफन का नाश करती है। अतः सर्दी में यह विशेष उपयोगी है। इसका अभ्यास हर समय किया जा सकता है। पुराने नजले वालों के लिए यह मुद्रा रामबाण साबित होती है।

□□

बर्फ से चिकित्सा

बर्फ का रोगों के उपचार में उपोयग कोई नवीन बात नहीं है। सैकड़ों वर्षों से इसके द्वारा विभिन्न रोगों का इलाज किया जा रहा है। पहाड़ी प्रदेशों में शरद ऋतु के प्रथम हिमपात की बर्फ को वहाँ के निवासी खूब खाते हैं। क्योंकि उनको विश्वास है कि इस बर्फ के कारण उन्हें वर्ष-भर रोग नहीं होंगे। इसी भाँति मैदानी प्रदेशों में ओलों को एकत्र कर उनके पानी को, जल जाने पर प्रयोग किया जाता है।

इधर कुछ वर्षों से अमरीका में बर्फ की उपयोगिता को लेकर यह प्रयास हो रहा है कि अत्यन्त न्यून तापक्रम उत्पादन की सहायता से स्वास्थ्य-समस्याओं का निदान ढूँढ़ा जा सके। अभी तक निम्न तपोत्पादिकी के उपयोग विद्युत तथा इलैक्ट्रॉनिकी में ही सीमित थे। निम्न ताप उत्पादन के लिए अनेक विधियों का उपयोग करते हैं, जिनमें कम दाब पर द्रव को वाष्पित करना, गैसों को द्रव में परिवर्तित करना तथा स्थिरोष्म विचुम्बकन मुख्य हैं।

इन विधियों का उपयोग कर बर्फ विच्छेदनी का निर्माण किया जाता है जिसका तापक्रम हिमांक से भी 200 डिग्री से० कम हो जाता है। इस विच्छेदनी का उपयोग अनेक प्रकार की शल्य क्रियाओं में किया जाता है। इसकी विशेषता यह है कि इस शल्य क्रिया में रक्त नहीं निकलता है।

फलस्वरूप मरीज को रक्त चढ़ाने की बहुत ही कम आवश्यकता होती है।

निम्न तपोत्पादिकी की उपर्युक्त सफलता से प्रेरणा प्राप्त कर अमरीकी डॉक्टर कर्नल ऑर्थर इ. ग्राण्ड ने इसका उपयोग दर्द विनाश में करने का निश्चय किया। और इस पर अनेक प्रयोग किए। उन्होंने अनेक दर्द पीड़ित लोगों के दर्द-स्थलों को बर्फ का तापमान घटाकर उससे मला जिससे अनेक लाभान्वित हुए।

इसी भाँति टैक्सास विश्वविद्यालय के प्राचार्य-डॉ. एलेक्जैण्डर डी. रेफटाड को भी इस विधि से आशातीत सफलता प्राप्त हुई है। डॉ. एलेक्जैण्डर

के अनुसार ऐसी कोई अन्य विधि ज्ञात नहीं हैं, जिससे इतनी अधिक सफलता प्राप्त हुई हो।

दर्द में—वास्तव में जब दर्द स्थल पर बर्फ या अन्य कोई शीतल पदार्थ मला जाता है तो वह स्थल शीतल हो जाता है। इसके पश्चात् उस स्थल पर शून्यता का अनुभव होता है। इसके कुछ समय पश्चात् पीड़ा कम होने लगती है तथा धीर-धीरे समाप्त हो जाती है। इस पूरी प्रक्रिया में 10 मिनट से अधिक नहीं लगते।

डॉ. ग्राण्ड के अनुसार 40 वर्ष से कम आयु के व्यक्तियों के दर्द को केवल एक प्रक्रिया में समाप्त करने में उन्हें 15 प्रतिशत सफलता प्राप्त हुई। जबकि अधिक आयु के व्यक्तियों के दर्द को समाप्त करने में सफलता 85 प्रतिशत रही।

मलने के लिए साधारण बर्फ का टुकड़ा प्रयोग किया जा सकता है। यदि शंकु के आकार का टुकड़ा लिया जाए तो आसानी होगी। बर्फ के टुकड़े को वृत्ताकार रूप में आगे-पीछे दर्द स्थल पर मला जाता है।

जल जाने पर—जले हुए अंग को यदि द्रव साबुन से धोकर शीतल जल में डुबा दिया जाए तो जलन तो कम हो जाती है, साथ ही फफोला भी नहीं पड़ता है, तथा उसका कोई चिह्न भी नहीं रह जाता है। दरअसल इसका रहस्य यह है कि शीतल जल अंग के ऊत्तकों को सूजने से रोकता है जिससे छाला या फफोला नहीं पड़ सकता। छाला या फफोला जलने के लगभग 30 मिनट पश्चात् पड़ता है। अतः यदि जलने के तुरंत पश्चात् शीतलन प्रक्रिया प्रारंभ कर दी जाए तो जलन तो कम होगी ही, साथ ही छाला भी नहीं पड़ेगा। जलन की तीव्रता एक मिनट से लेकर 4 या 5 घंटे तक हो सकती है। अतः बर्फ का प्रयोग तुरन्त करना चाहिए।

गले में खराश—कभी-कभी गले की खराश गले से आरंभ न होकर, गर्दन की माँस-पेशियों से होती है, ऐसा देखने में आता है। एक अमरीकी डॉक्टर ने गले की खराश को समाप्त करने के लिए शीतल इथाइल क्लोराइड को गर्दन की माँस-पेशियों पर स्प्रे किया जिससे गले की खराश समाप्त हो गई। इसकी सफलता टॉसिल तथा ज्वर से पीड़ित व्यक्तियों में पाई गई है।

गठिया—भूतपूर्व अमरीकी राष्ट्रपति स्व. कैनेडी के व्यक्तिगत डॉक्टर जेनट ट्रेवल के अनुसार शीतल इथाइल क्लोराइड का उपयोग चोट लगने के

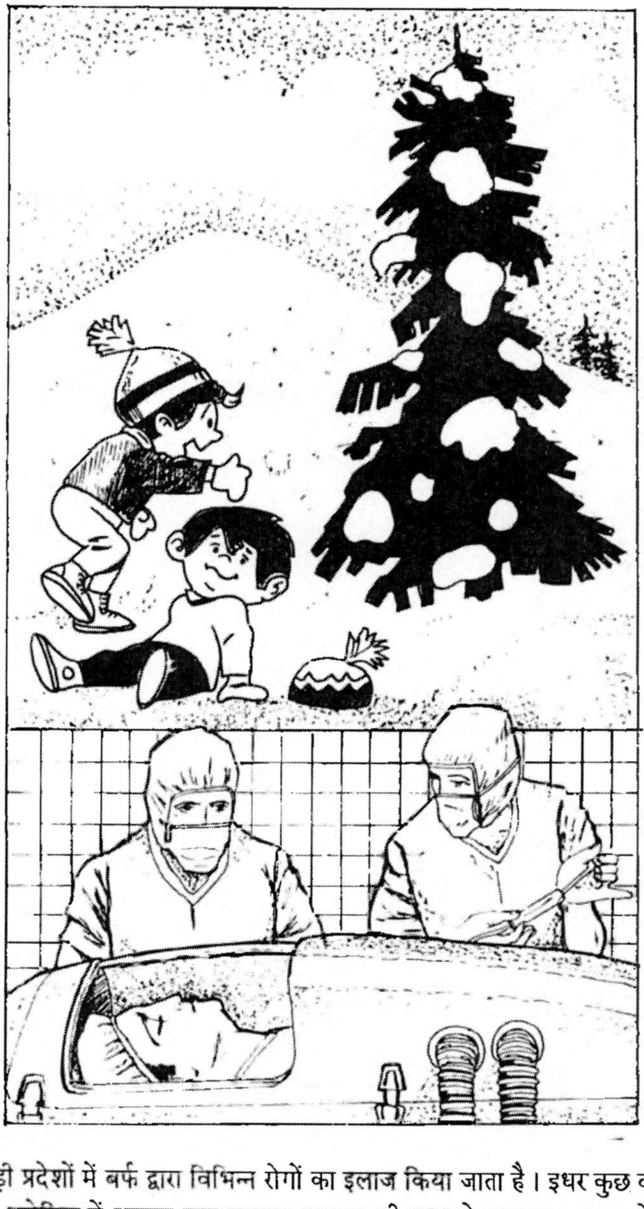

पहाड़ी प्रदेशों में बर्फ द्वारा विभिन्न रोगों का इलाज किया जाता है। इधर कुछ वर्षों से अमेरिका में अत्यन्त न्यून तापक्रम उत्पादन की मदद से स्वास्थ्य-समस्याओं का निदान ढूंढा जा रहा है।

कारण उत्पन्न होने वाली ऐंठन तथा मरोड़ को समाप्त करने में भी किया जाता है। इसी भाँति गठिया बाई का उपचार भी शीतलन से संभव है।

रक्त निकलने पर—यदि गर्मी के कारण नाक से रक्त निकलना आरंभ हो जाए तो नथुनों को एक हाथ से दबाकर चेहरे पर ठंडी तौलिया रखिये, रक्त निकलना बंद हो जाएगा।

यदि रक्त अधिक तीव्रता से निकल रहा है और मृत्यु सम्भावी हो तो रक्त को शीघ्र बंद करने के लिए नथुनों के अंदर लघु आकार का गुब्बारा रख देते हैं जिसमें 20 डिग्री से. का शीतल अलकोहल भर दिया जाता है। इससे नाक को शीतलता प्राप्त होती है और रक्त का निकलना बंद हो जाता है।

खरोंच लगने पर, चोट लगने से रक्त बहने पर, मकड़ी, मधुमक्खी के डंक लगने पर भी बर्फ से आराम मिलता है। बर्फ मलने से गर्मी में होने वाली घमौरियाँ भी मर जाती हैं।

□□

सूर्य-किरणों के रंगों से चिकित्सा

मानव की प्रकृति तथा शारीरिक और मानसिक स्वास्थ्य पर भी विविध रंगों का गहरा प्रभाव पड़ता है। शरीर में रंगों का संतुलन ही आरोग्य है। इसके विपरीत रंग-असंतुलन अर्थात् रंगों की कमी या अधिकता के कारण मनुष्य के शरीर में कई प्रकार के रोग और व्याधियाँ उत्पन्न हो सकते हैं। आयुर्वेद में त्रिदोष (कफ, वात, पित्त) के असंतुलन से रोग की उत्पत्ति मानी गई है। अब तो अनुभवों से यह पूरी तरह सिद्ध हो चुका है कि सूर्य-किरण चिकित्सा पद्धति में उपरोक्त सात रंगों के स्थान पर केवल तीन रंगों—नारंगी (कफनाशक), हरा (वातनाशक), नीला (पित्तनाशक)— की सहायता से अधिकतर रोगों की सफल और कारगर चिकित्सा की जा सकती है। सूर्य की किरणों के प्राथमिक तीन रंग (लाल या नारंगी, हरा, नीला) आयुर्वेद में वर्णित त्रिदोष का शरीर में संतुलन करने तथा रोगों का जड़ से उन्मूलन करने में सक्षम हैं।

इसके दो मुख्य कारण हैं—पहला प्राणी का संपूर्ण शरीर रंगीन होता है। बाहर से दिखने वाले सभी अंगों का रंग भी भिन्न-भिन्न होता है और भीतर के भी समस्त अवयव अलग-अलग रंग लिए होते हैं। मस्तिष्क, हृदय, फेफड़े, यकृत, प्लीहा, गुर्दे, आँत, अस्थि, माँस, मज्जा, रक्त आदि सभी का पृथक्-पृथक् रंग है। इन रंगों का स्वास्थ्य की दृष्टि से अपना-अपना महत्त्व है। रंग चिकित्सा के एक विख्यात डॉ. ने तो यहाँ तक कहा है कि मनुष्य पूरा-का-पूरा रंगों का पिंड है। कोई भी अंग जब बीमार होता है तो उसके रासायनिक द्रव्यों के साथ-साथ रंगों का भी असंतुलन हो जाता है। रंग चिकित्सा उन द्रव्यों तथा रंगों को संतुलित कर देती है। फलतः रोग का निवारण हो जाता है। शरीर में जहाँ भी विजातीय द्रव्य एकत्रित होकर रोग उत्पन्न करते हैं, रंग चिकित्सा उसे दबाती नहीं, बल्कि शरीर के बाहर निकाल देती है। हर प्राणी के जीवन तथा शारीरिक विकास का मुख्यतः सूर्य की शक्ति, किरणों, रोशनी, रंगों और ताप पर निर्भर होता है। यह प्राकृतिक विज्ञान का सर्वमान्य तथ्य है। भारत में 'सूर्य पूजा का देवता' है। सूर्य दर्शन के बिना

भोजन न करने की प्रथा बहुत प्राचीन है। इसका प्राकृतिक लाभ प्राचीनकाल से अब तक लोगों ने उठाया है और अब भी उठा रहे हैं।

हरे रंग के गुण

हरे रंग की प्रकृति या तासीर मध्यम अर्थात् न अधिक गर्म और न अधिक ठंडी, शरीर में गर्मी और सर्दी (ताप) को संतुलित करने वाली, शरीर से विजातीय द्रव्य और गंदगी को बाहर निकालने वाली और रक्त शोधक होती है। यह गुर्दों, आँतों और त्वचा की कार्य प्रणाली सुधारता है। इसी कारण वातप्रधान और कब्ज से संबंधित रोगों में हरा रंग विशेष प्रभावशाली होता है।

नारंगी रंग

नारंगी रंग की प्रकृति गर्म, उत्तेजक, पाचनशक्ति वर्धक और शक्तिदायक होती है। नारंगी रंग के प्रभाव से जिगर और आँतों की कमजोरी दूर हो जाती है और उनकी कार्यक्षमता बढ़ जाती है। पाचनशक्ति में सुधार होता है। कफनाशक होने से नारंगी रंग कफजन्य तथा सर्दी के कारण उत्पन्न होने वाले रोगों में विशेष प्रभावशाली सिद्ध हुआ है। नारंगी रंग कमजोर और गतिहीन अंगों को सबल और क्रियाशील बनाने वाला, वातजनित रोगों में नस-नाड़ियों में अकड़न तथा जोड़ों व माँसपेशियों के दर्द, लकवा व गठिया आदि को दूर करने वाला, दमानिवारक तका वृद्धों का अच्छा टॉनिक है।

नीला रंग

नीले रंग की प्रकृति ठंडी शांतिदायक और कीटाणुनाशक होती है। यह रंग पित्तप्रधान और गर्मी या धूप के कारण होने वाले रोगों में विशेष लाभदायक होता है। इसकी अन्य विशेषता है स्नायु संस्थान का पोषण करना तथा मस्तिष्क के विकारों का शमन करना। कीटाणुनाशक होने से मवाद वाली (सेप्टिक) अवस्थाओं में तथा चर्म रोगों को नष्ट करने में बड़ा ही कारगर सिद्ध होता है।

रंगीन पानी की दवा तैयार करना

जिस रंग के प्रभाव से पानी की दवा तैयार करनी हो, उस रंग की साफ और सूखी बोतल लेकर उसका तीन-चौथाई भाग पानी से भरकर लकड़ी का

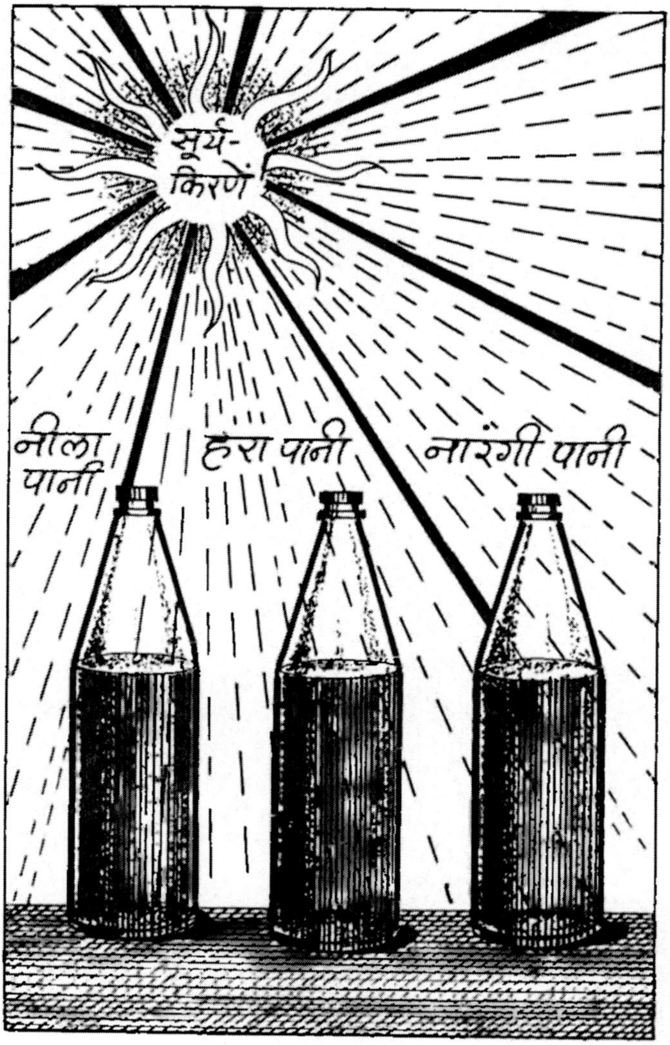

रंग चिकित्सा

कार्क या टिन का ढक्कन कसकर बंद कर देते हैं। उसके बाद उसे किसी लकड़ी की चौकी पर धूप में रख दें। बोतल का पानी सामान्य मौसम और तेज धूप में लगभग छह घंटे में पूरी तरह दवा बन जाता है। गंभीर या आपातस्थिति में दो-तीन घंटे तक धूप में रखे पानी के सेवन से भी पर्याप्त लाभ उठाया जा सकता है। औषधि वाले पानी को प्रयोग से पहले सूर्यतप्त पानी को अपने आप ठंडा हो जाने देना चाहिए। पानी तैयार होने के बाद बोतल को धूप से उठाकर कहीं स्वच्छ स्थान पर भीतर रख देना चाहिए। पानी की यह दवा अगले तीन दिन तक असरदार रहती है। अधिक धूप देने से कोई नुकसान नहीं है। पानी की दवा वैसे रोजाना नई बनानी ठीक रहती है।

चीनी, तेल, ग्लिसरीन आदि की दवा

इसी प्रकार चीनी, तेल, ग्लिसरीन आदि वस्तुएँ भी इच्छित रंग की बोतल में तीन-चौथाई भरने के बाद लगातार 40 मिनट तक धूप में रखने से, सूर्य के किरणों के प्रभाव से, दवा का रूप ग्रहण कर लेती हैं। ये भी तीन महीने तक प्रभावी बनी रहती हैं। तीन मास बाद या सगुणहीन हो जाने पर पुनः तीन दिन धूप दिखाने से फिर अगले तीन मास तक प्रभावी बन जाती हैं। धूप में रखी बोतल को बाहर से साफ रखें और उसे दिन में एक बार अवश्य अच्छी तरह हिला देना चाहिए।

ग्लिसरीन हमेशा नीले रंग की प्रायः चौड़े मुख की शीशी में तैयार करनी चाहिए, अन्य रंगों की शीशी में नहीं।

यदि तेल बनाना हो तो नारंगी रंग की बोतल में तिल का तेल, हरी बोतल में सरसों का तेल और नीली बोतल में नारियल का तेल तैयार करना लाभदायक और असरदार होता है।

सूर्य-किरण चिकित्सा पद्धति में 'हरा पानी', 'नीला तेल' 'नारंगी चीनी' 'लाल धूप या किरणें' आदि शब्दों से 'हरा पानी' का मतलब हरे रंग का पानी नहीं होता, बल्कि 'हरे रंग की बोतल में धूप में रखकर तैयार किया गया पानी' होता है। इसी प्रकार जब हम 'नीला तेल' कहते हैं तो इसका अर्थ तेल का रंग नीला न होकर 'नीली बोतल में तैयार किया गया तेल' होता है। पानी आदि का रंग नहीं बदलता, बल्कि उपयोग की जाने वाली बोतल या शीशे के रंग के अनुसार ही इन सूर्यवाष्पित वस्तुओं का नामकरण होता है।

सेवन विधि

(1) सूर्य की किरणों से चिकित्सा करने के लिए, सूर्य की किरणों को किसी माध्यम से एकत्रित करने के बाद उनका भीतरी प्रयोग खाने-पीने द्वारा जैसे पानी, चीनी, मिश्री आदि को सूर्यतापित बनाकर किया जाता है। बाहरी प्रयोग सूर्य तापित तेल, ग्लिसरीन आदि वस्तुओं के रोगग्रस्त अंग पर मालिश या उन्हें लगाकर किया जाता है। इसके अतिरिक्त रेडिएशन अर्थात् रोगग्रस्त अंग पर लगभग 4 इंच दूरी से रंगीन शीशे या सेलोफेन कागज में से गुजारते हुए सीधे सूर्य की किरणें डालने की भी जरूरत पड़ती है।

(2) हरी या नीली दवाएँ सुबह के समय खाली पेट या भोजन के आधा घंटे पहले लेनी चाहिएँ और नारंगी दवा भोजन के पन्द्रह मिनट बाद लेनी लाभदायक है।

(3) रोगानुसार तेल की मालिश रोगग्रस्त अंग पर दिन में दो बार तथा रेडिएशन प्रातः 9 बजे और सायं 4 बजे दिन में दो बार 10-15 मिनट तक करना चाहिए। ग्लिसरीन का रुई की फुरैरी से टांसिल आदि पर (विशेषकर गले तथा मुँह के रोगों में) दिन में दो-तीन बार प्रयोग करना चाहिए। साथ ही नीले पानी के गरारे भी करने चाहिए। नेत्र रोगों में हरे पानी से नेत्रों को दिन में तीन बार धोना चाहिए और धोने के बाद कुछ बूँदें नेत्रों में डालनी भी चाहिएँ।

(4) बुखार आदि तीव्र रोगों में दो-दो घंटे से हरे पानी की खुराकें ली जा सकती हैं। गंभीर स्थिति में और भी कम अंतर से मात्राएँ ली जा सकती हैं।

दवा की मात्रा

पानी की दवा की मात्रा एक वयस्क व्यक्ति के लिए साधारणतया एक औंस अर्थात् आठ चम्मच चाय वाला, बच्चों के लिए आधा औंस, शिशुओं के लिए एक चम्मच ठीक रहती है। चीनी या मिश्री की मात्रा बड़ों के लिए एक ग्राम और बच्चों के लिए आधा ग्राम और शिशुओं के लिए इससे भी आधी देनी चाहिए।

□□

ज्योति चिकित्सा का चमत्कार

ज्योति चिकित्सा (एस्ट्रोपैथी) यानि ज्योतिषशास्त्र को आधार मानकर रत्नों से इलाज किए जाने के प्रमाण प्राचीनकाल में भी मिले हैं। पैसासिलीसस का मत था कि जब मनुष्य तथा नक्षत्रों में सुसंवाद भंग होता है, तब वह बीमार हो जाता है। उन्होंने जन्मकुंडलियों के आधार पर अनेक व्यक्तियों को रोगमुक्त किया था।

आधुनिक युग में 1920 में रूसी वैज्ञानिक चीजेव्स्की ने हर तरह की बीमारी का संबंध सूर्य के ताप से सम्बद्ध बताया था। 1950 में जियाजारजी गिआरडी ने ब्रह्मांड रसायनशास्त्र को जन्म दिया था। उनकी मान्यता थी कि लाखों मील की दूरी पर स्थित तारामंडल में परिवर्तन होते ही उसकी प्रतिक्रिया पृथ्वी के जीवाणुओं पर भी होती है। जन्मक्षण के समय के नक्षत्र की स्थिति का प्रभाव उस व्यक्ति पर जन्म-भर रहता है। चाहे वह कहीं भी रह रहा हो।

ब्राडन ने दुनिया के लगभग पाँच हजार सेनापतियों की जन्मपत्रियों का अध्ययन करके पाया कि दुनिया में जितने भी सेनापति हुए हैं, उनके जीवन में मंगल ग्रह किसी-न-किसी रूप में प्रभावशाली रहा है।

नागपुर शहर के सुधाकर जनई ने बताया है कि रोगियों की जन्म कुंडलियाँ देख कर पिछले दो वर्षों में मिर्गी, मोटापा, धनुर्वात तथा अनिद्रा जैसे रोगों का सफलता के साथ इलाज किया है। पिछले चौदह वर्षों से वह इस पद्धति का अभ्यास और अनुसंधान कर रहे हैं। इस पद्धति का नाम उन्होंने ज्योति चिकित्सा (एस्ट्रोपैथी) रखा है। इस चिकित्सा पद्धति का सिद्धांत यह है कि विभिन्न रंगों की किरणों को आभामंडल से प्राप्त कर उसका दवाइयों की तरह प्रयोग किया जा सकता है। सुधाकर जनई की यह मान्यता भी है कि संपूर्ण मानवीय जीवन ग्रहों से निकलने वाले सतरंगों से सदैव प्रभावित रहता है। जब उनका संतुलन बिगड़ जाता है तब शरीर किसी-न-किसी रोग का शिकार हो जाता है। रोगी की कुंडली देखकर रत्न चुने जाते हैं तथा जब रोगी उसे धारण करता है तब ग्रह का प्रतिनिधित्व करने वाला रत्न उसके ग्रह से

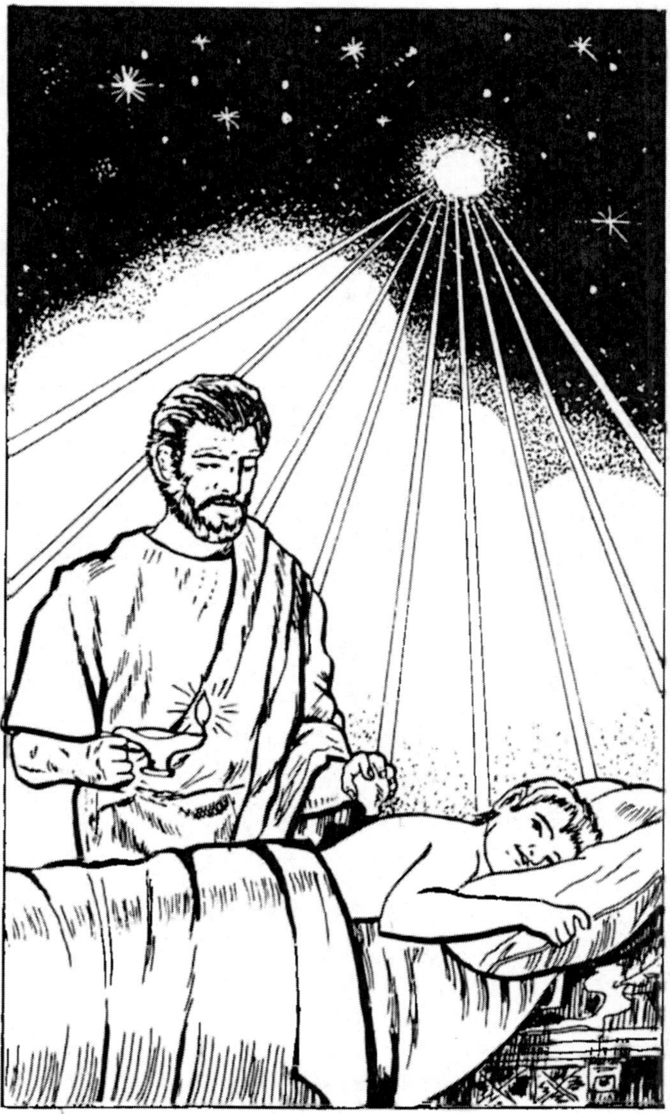

ज्योति चिकित्सा यानी एस्ट्रोपैथी से इलाज किए जाने के प्रमाण प्राचीनकाल में भी मिले हैं।

किरणें ग्रहण कर धारक के शरीर में स्थानांतरित कर देता है। इस तरह शरीर में सप्तरंगों का संतुलन ठीक हो जाता है तथा बीमार व्यक्ति स्वस्थ्य होने लगता है।

इस पद्धति में रोग लगभग जड़ से ही जाता है। रोगी के दुबारा बीमार पड़ने की संभावना भी नहीं रहती। सुधाकर जनई के अनुसार कई सड़क छाप ज्योतिषी धातुओं से बीमारियों का इलाज करने का दावा करते हैं। उन्हें इसके वैज्ञानिक तर्कों के बारे में भी कुछ पता नहीं होता। उन्होंने स्वीकार किया कि इन्हीं सड़क छाप ज्योतिषियों के बिना जानकारी के इलाजों ने इन्हें इस विद्या पर विज्ञान सम्मत तरीके से काम करने के लिए प्रेरित किया। क्योंकि इन अधकचरे ज्ञानी ज्योतिषियों ने इस चिकित्सा पद्धति से लोगों का विश्वास ही उठा दिया है। उसी विश्वास को दुबारा स्थापित करने के प्रयास में हैं सुधाकर। वाणिज्य तथा कानून के स्नातक सुधाकर जनई ने रत्नों के एक व्यापारी कीमतराय चंदनानी का जिक्र करते हुए बताया कि चंदनानी को रक्त-कैंसर जैसा असाध्य रोग हो गया था।

कीमत राय सुधाकर जनई के पास गए। उनकी जन्म कुंडली देखकर सुधाकर ने पता लगाया कि उनके यह गुरु, मंगल तथा चंद्रमा की दशा ठीक नहीं थी। अतः एक से दस ग्राम तक के वजनी पुखराज, मूँगा तथा मोती पहना कर उनका इलाज शुरू किया। उनके अनुसार कीमत राय जैसे-जैसे निरोग होते गए। रत्नों के वजन भी धीर-धीरे कम होते गए। इस बीच वैज्ञानिक रूप से उपयुक्त डाक्टरों से निरीक्षण भी कराया जाता रहा। रत्नोपचार को बाकायदा ग्राफ तथा चार्ट पर उतारा जाता रहा। उसमें औषधियों (रत्नों) को 'ए', 'बी' और 'सी' नाम दिया गया। कुछ ही समय में रक्त की हेमोप्रेटिक वेल्यू 53 से 51 पर आ गई। दवा 'ए' बंद करके देखा गया कि तीन सप्ताहों में पी.सी.वी. लेवल पचास से सैंतालीस, हेमोग्लोबिन सोलह ग्राम से 14.5 ग्राम पर आ गए। यह परिणाम 'ए' दवा का ही है, यह जाँचने के लिए उसकी फिर से जाँच शुरू की गई। चार दिनों में ही देखा गया कि पी.सी.वी. 47 से 50 पर तथा आर.बी.सी 4.8 से 5.5 पर पहुँच गया। इस दवा को फिर बंद करके देखा गया कि परिणाम प्रतिकूल है। इसके बाद 'बी' दवा का प्रयोग किया गया। पैंतालीस घंटों में ही पी.सी.वी. 45 से बढ़कर 49 तक चला गया। हेमोग्लोबिन 14.4, पी.सी.पी. 0.53 तथा आर.बी.सी. 4.65 पर आ गया। उससे सिद्ध हुआ

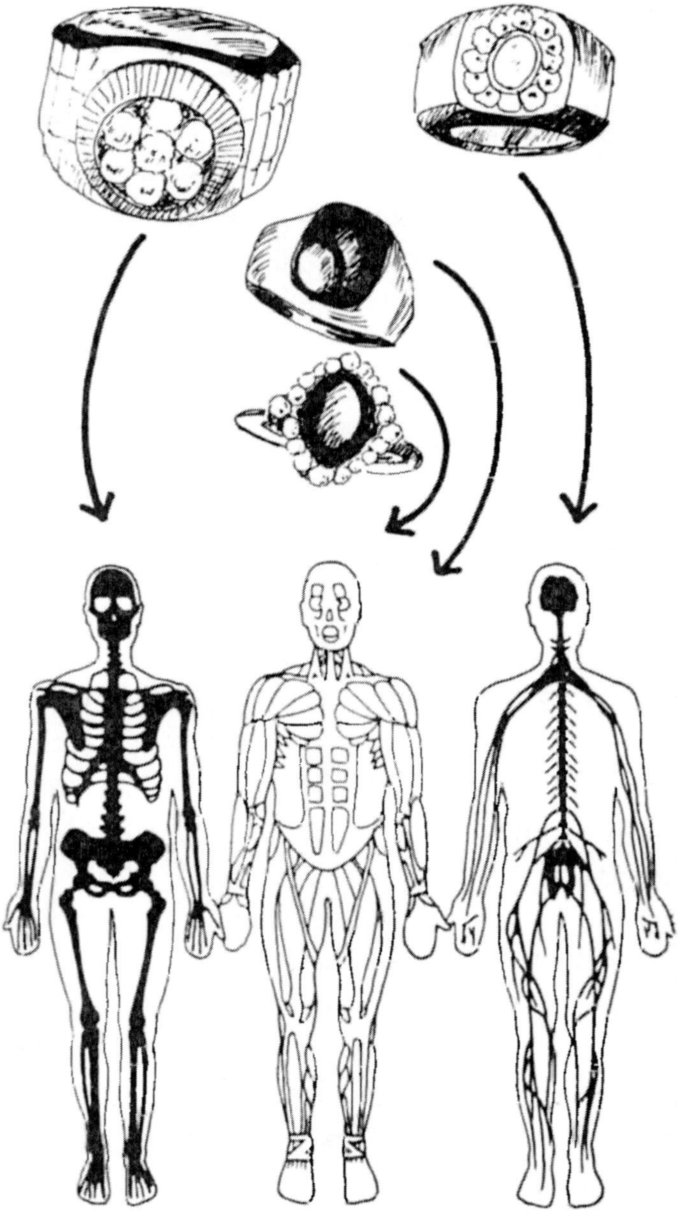

ज्योतिषशास्त्र को आधार मानकर रत्नों से विभिन्न रोगों का इलाज किया जाता है।

कि बीमार को खुराक ज्यादा दे दी गई है। इसलिए 'बी' दवा का अतिरिक्त प्रभाव आठ सप्ताहों में कम हुआ। इस दौरान पाया गया कि कीमत राय चंदनानी सामान्य अवस्था में आ गए। और उन्हें रक्त-कैंसर से मुक्ति मिल गई है।

□□

एक्युप्रेशर चिकित्सा पद्धति

एक्युप्रेशर बिना दवा रोगों को दूर करने और रोगों को दूर रखने की सबसे आसान और सबसे अधिक प्रभावशाली पद्धति है। अतः इसे चमत्कारी चिकित्सा पद्धति कहें तो अतिश्योक्ति नहीं, क्योंकि इसके द्वारा वर्षों के जटिल रोग केवल दिनों में और कभी-कभी तो केवल मिनटों में ही दूर हो जाते हैं।

एक्युप्रेशर जिसे हम चीन या जापान की पद्धति कहते हैं। वस्तुतः यह प्राचीन भारतीय चिकित्सा पद्धति है जिसका आधार वैज्ञानिक मालिश है। पाश्चात्य एक्युप्रेशर चिकित्सकों ने यह स्वीकार किया है कि इस पद्धति का ज्ञान भारत सहित पूर्व के देशों से प्राप्त किया गया है। इस पद्धति की विलक्षण विशेषताओं को देखते हुए कई विकसित देशों यथा अमरीका, कैनेडा, इंग्लैंड तथा जर्मनी में इस पद्धति का प्रचार तथा लोकप्रियता काफी बढ़ रही है। जापान में इस पद्धति के हजारों चिकित्सक हैं। चीन में इस पद्धति का सामान्य ज्ञान लाखों-करोड़ो व्यक्तियों को है। गत कुछ वर्षों से एक्युप्रेशर का भारत में काफी प्रचार हो रहा है और लोग उस पद्धति से काफी प्रभावित हुए हैं।

एक्युप्रेशर लैटिन तथा अंग्रेजी भाषा के दो शब्दों से मिलकर बना है जिसका अभिप्राय गहरी मालिश या प्रेशर है। हाथों के यह प्रेशर पैरों, कानों, चेहरे तथा शरीर के कुछ अन्य भागों पर दिया जाता है, जिन्हें प्रतिबिम्ब या रिफ्लैक्स केन्द्र कहते हैं। इन केन्द्रों का शरीर के विभिन्न अंगों से सीधा संबंध होता है। रोग की अवस्था में इन केन्द्रों पर प्रेशर देने से दर्द कम होता जाता है। ज्यों-ज्यों दर्द कम होता जाता है, त्यों-त्यों रोगी की अंगों की क्रिया सामान्य होती जाती है। कई पेचीदा और पुराने रोगों में जितना शीघ्र आराम एक्युप्रेशर से आता है, वह अन्य किसी पद्धति से संभव नहीं है।

एक्युप्रेशर के चमत्कारी प्रभाव को देखते हुए इसे विश्व आरोग्य संस्था ने भी मान्यता दी है। एक्युप्रेशर वस्तुतः प्राचीन भारतीय चिकित्सा पद्धति है। योग की भाँति यह भी हमारे ऋषियों की मानवता को अमूल्य देन है।

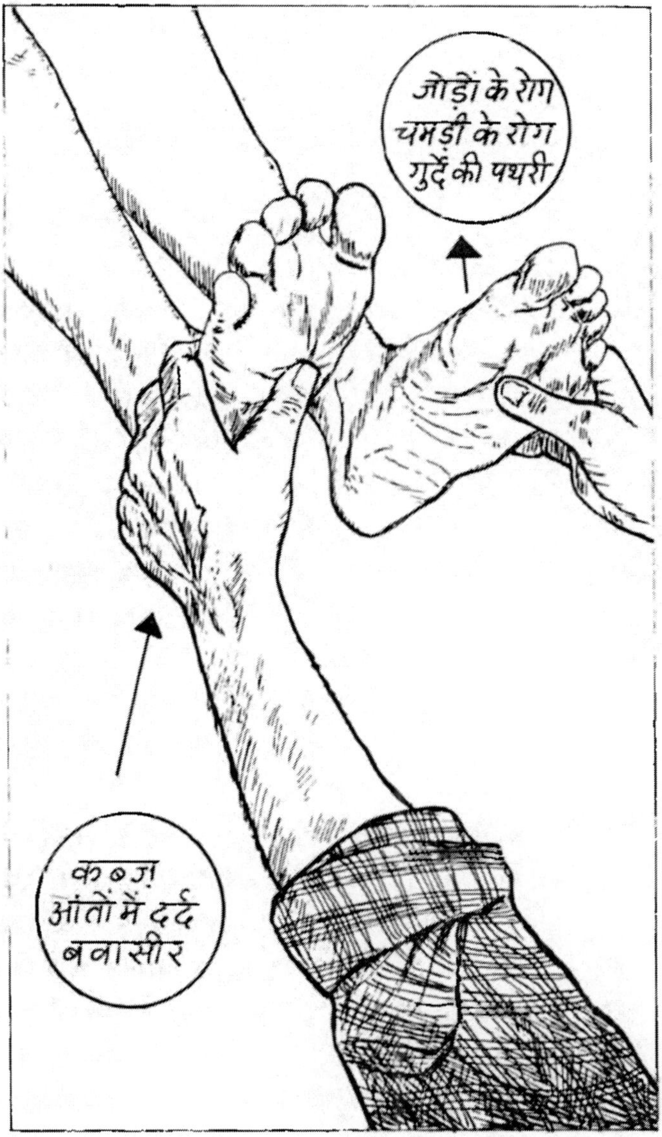

पैरों, हाथों या शरीर के कुछ अन्य भागों पर प्रेशर दिया जाता है। इन केन्द्रों का शरीर के विभिन्न अंगों से सीधा संबंध होता है।

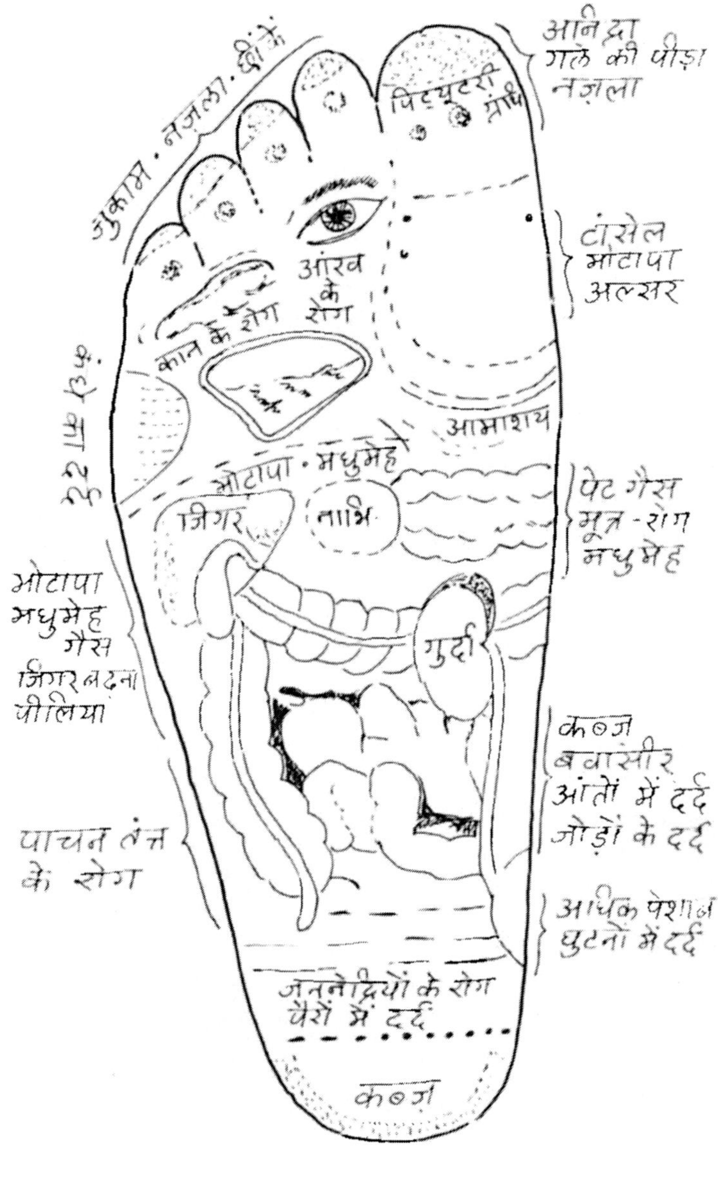

एक्यूप्रेशर चिकित्सा के लिए विभिन्न पाइंट्स।

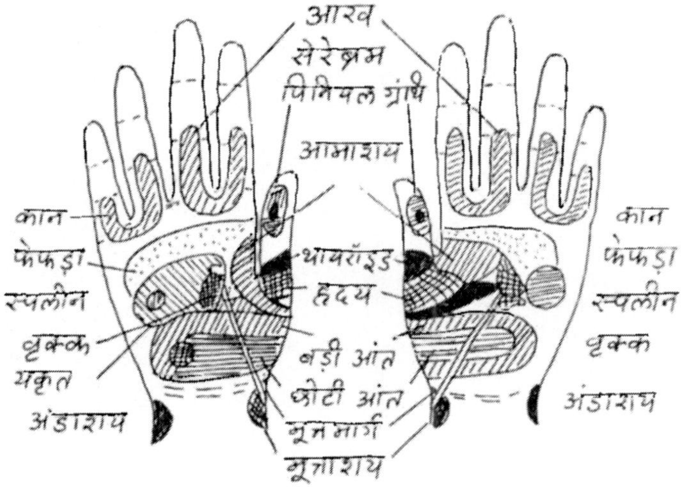

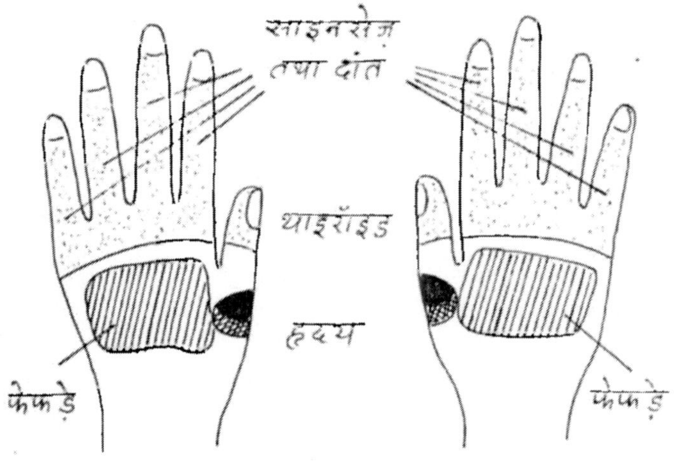

एक्युप्रेशर चिकित्सा के लिए हाथों में विभिन्न पाइंट्स।

आज अनेक विकसित देशों में एक्युप्रेशर का प्रचार दिनोंदिन बढ़ रहा है तो भारतवर्ष में इसका प्रचार क्यों न हो। एक्युप्रेशर हमारी प्राचीन स्वदेशी चिकित्सा प्रणाली है जिसका ज्ञान घर-घर पहुँचाना चाहिए। व्यापक राष्ट्रीय हित में सरकार चिकित्सकों तथा प्राकृतिक चिकित्सा प्रेमियों को इस दिशा में रचनात्मक कार्य करने की आवश्यकता है।

□□

चुम्बक द्वारा चिकित्सा

चुम्बक से चिकित्सा, जिसे बायो मैग्नेटिज्म कहा जाता है, का आधुनिक काल में सूत्रपात अमरीका के डाक्टर अल्बर्ट डेविस के शोध से हुआ है, पर प्राचीनकाल में अथर्ववेद में अत्यधिक खून जाने को रोकने व कुछ स्त्री-रोगों में चुम्बक चिकित्सा लाभकारी बताई गई है। मिश्र की रानी क्लियोपैट्रा अपनी सुन्दरता को बनाए रखने के लिए एक चुम्बक को शीशफूल की भाँति प्रयोग करती थी। इतिहास गवाह है कि द्वितीय विश्वयुद्ध में रूसियों ने कुछ मोर्चे पर घायल सिपाहियों के रक्तस्राव को रोकने के लिए चुम्बक चिकित्सा का ही सहारा लिया था।

आधुनिक युग में अनेक प्रकार के चुम्बक निर्मित हो चुके हैं। विश्व के विभिन्न देशों में अच्छे अस्पतालों में बायो-मैग्नेटिक खुल गए हैं जो चुम्बक से उपचार करते हैं। भारत में भी चुम्बक से चिकित्सा की जाती है, लेकिन इस तरह की कोई यूनिट अभी नहीं है जैसी कि विदेशों में है। मद्रास के वोलन्टरी हैल्थ सर्विसेज मैडीकल सेंटर ने केन्द्रीय साइंस व टैक्नोलाजी विभाग से प्राप्त अनुदान के अन्तर्गत शोध किया है। इस शोध में तीन वैज्ञानिक थे। शोध से पता चला कि चुम्बक से गठिया, संधिवात, कटिवात, मन और शरीर सम्बन्धी गड़बड़ियाँ (साइको सोमेटिक), न्यूरोसिस आदि बीमारियों का उपचार सम्भव है।

चुम्बक चिकित्सकों का कहना है कि सभी प्रकार के शारीरिक रोगों को चुम्बक चिकित्सा द्वारा ठीक किया जा सकता है। सभी प्रकार के दर्द चुम्बक के स्पर्श के माध्यम से सरलतापूर्वक दूर किए जा सकते हैं।

चुम्बक चिकित्सा के अन्तर्गत चुम्बक मानव रक्तकणों में साइटेस्टोम व हेमोग्लोबिन में मौजूद लौह तत्त्व को प्रभावित कर इलाज में मदद करता है। रक्त में हेमोग्लोबिन की गति तेज होने से रक्त का संचार बढ़ जाता है। रक्त में आयरन की मात्रा बढ़ जाती है और यह आयरन युक्त रक्त पूरे शरीर में प्रवाहित होने लगता है। कैल्शियम और कोलेस्टरोल का रक्त में जमाव कम हो जाता है। फलस्वरूप खून निर्दोष हो जाता है, जिससे हृदय का कार्य सरल

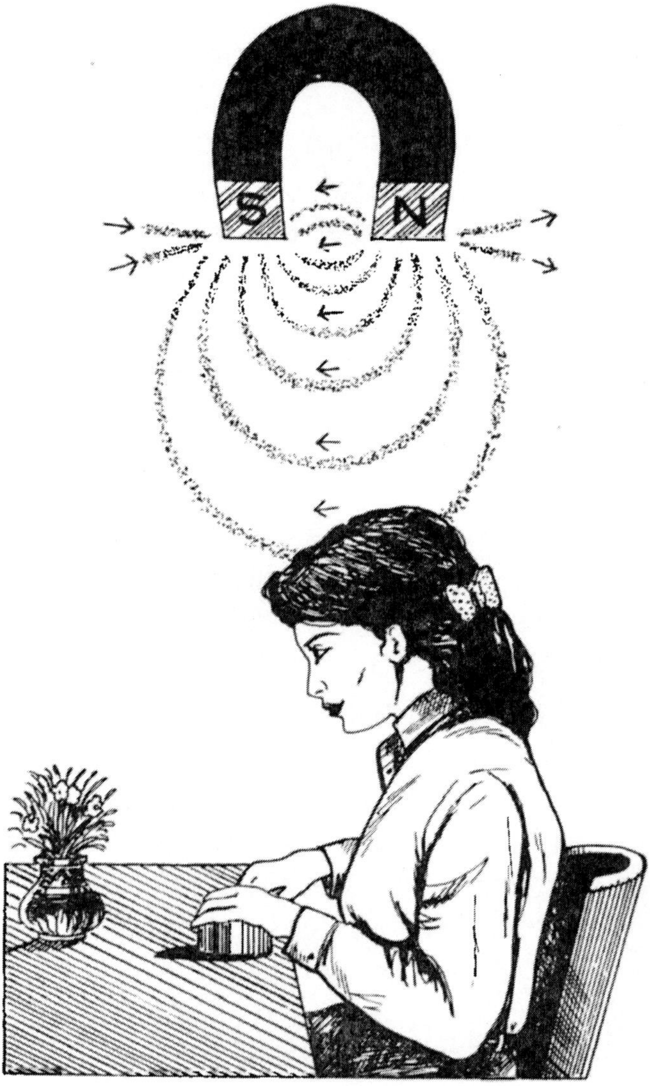

चुम्बक द्वारा चिकित्सा।

हो जाता है। रक्त में होने वाला यह स्वास्थ्यवर्द्धक परिवर्तन सम्पूर्ण शरीर को निरोगी बना देता है।

जब चुम्बक का शरीर से स्पर्श किया जाता है, तो चुम्बक से निकलनेवाली किरण शरीर के अन्दर पहुँचकर एक प्रकार की हल्की ऊष्मा पैदा करती है। यह उष्मा शरीर की विभिन्न प्रणालियों जैसे कि रक्त संचार, पाचन व स्नायविक कार्यों को गति देकर तथा अच्छी तरह से व्यवस्थित करके शरीर को स्वस्थ कर शक्ति प्रदान करती है। यह शरीर के तन्तुओं, कोशिकाओं और माँसपेशियों को शक्ति व स्फूर्ति देती है। चुम्बक लगाने पर रक्त का प्रवाह तेज हो जाने से ऑक्सीजन अधिक मात्रा में मिलती है। जिससे हारमोनों को बहाने वाली नालियाँ अधिक काम करने लगती हैं। फलस्वरूप हारमोनों के स्राव की कमी के कारण होने वाली कई बीमारियाँ अपने आप दूर हो जाती हैं।

चुम्बकीय जल से लगभग सभी रोगों को दूर किया जा सकता है। स्टेनलेस स्टील के दो बर्तन या काँच की शीशियाँ लेकर आधा किलो शुद्ध पेय जल भरकर, चुम्बक, जिस पर क्रमशः एन (नार्थपोल) व एस (साउथपोल) लिखा हो, को जमीन पर रखकर, उन पर पेय जल को रख दिया जाता है। रात भर रखने के बाद सुबह दोनों पानी को मिलाकर पिया जाता है। उत्तम स्वास्थ्य के लिए यह चुम्बकित जल अत्यन्त लाभदायक है। इसे लेने से चुम्बकीय लहरें तंतुओं में प्रवाहित होकर शरीर में ताप का संचार करती हैं जो पीड़ा, सूजन व घाव को कम कर देता है। विभिन्न वाहिकाओं को प्रभावित कर यह हृदय को शक्ति देता है व रक्तचाप को नियमित बनाए रखता है। मूत्र की रुकावट दूर होती है, अम्लीयता भी कम होती है।

चुम्बक चिकित्सा के दौरान यह ध्यान रखना चाहिए कि पेट भरा हुआ नहीं हो यानी पूरा खाना खाने के तुरन्त बाद चुम्बक नहीं लगाना चाहिए।

चुम्बक का प्रयोग रोगी की आयु, रोगी की तीव्रता और अंग-विशेष के अनुसार होता है। मस्तिष्क और हृदय के आस-पास बहुत शक्तिशाली चुम्बक ज्यादा देर तक नहीं लगाने चाहिए।

चुम्बक लगाने के कम-से-कम दो घंटे बाद नहाना चाहिए तथा चुम्बक लगाने के तुरन्त बाद कोई ठंडी चीज जैसे फलों का जूस एवं ठंडी लस्सी, आइसक्रीम आदि नहीं लेनी चाहिए।

शक्तिशाली चुम्बकों को चुम्बक चिकित्सक की देखरेख में ही लगाना चाहिए। यदि कभी गलत चुम्बक लगाने के फलस्वरूप कोई परेशानी हो तो तुरन्त चुम्बक हटाकर जस्ते की प्लेट पर आधा घंटे तक हाथ रखने से असुविधा स्थायी रूप से दूर हो जाती है।

सामान्य तौर से एक बार में पन्द्रह मिनट से अधिक देर तक चुम्बक नहीं लगाना चाहिए। चिकित्सक की सलाह के अनुसार समय को रोग की स्थिति के अनुसार बढ़ाया भी जा सकता है।

चुम्बक का एक जोड़ा कई वर्ष तक सभी प्रकार की बीमारियों में लाभ पहुँचा सकता है। चुम्बक लगाने का स्थान समय व विधि का पालन करें। बीमारी के अनुसार चुम्बक लगाने की विधि और स्थान परिवर्तित हो जाते हैं। समय-समय पर अपनी रिपोर्ट चिकित्सक को देते रहना चाहिए ताकि असुविधाजनक बात न हो।

हमारे देश में मद्रास के अलावा निजी तौर पर दिल्ली, बम्बई व अन्य शहरों में अनेक चुम्बक चिकित्सा केन्द्र हैं।

□□

संगीत से रोगों का इलाज

यह तो हम सब लोग जानते ही हैं कि संगीत का मन पर अच्छा-खासा प्रभाव पड़ता है। संगीत यदि कर्णप्रिय है तो लोग तन्मय हो झूम उठते हैं। यूरोप व अमरीका के चिकित्सा विज्ञानी अब संगीत को रोगों के उपचार में भी आजमा रहे हैं। इस क्षेत्र में पूर्वी जर्मनी के डॉ. जोहोंस और अमेरिका के डॉ. डर्चिसन तथा डॉ. पोडोलास्की और भारत के डॉ. दीपक चोपड़ा काफी सफल हुए हैं। टिसवनी (अमेरिका) के 'रिकार्डिन फॉर रिलेकेशन रिफ्लैक्शन रेस्पांड एंड रिकवरी' नामक संस्थान पश्चिमी संगीत से और लंकास्टर का महर्षि आयुर्वेदिक अस्पताल भारतीय शास्त्रीय संगीत से रोगों के उपचार में अग्रणीय भूमिका निभा रहे हैं।

जहाँ तक भारतीय शास्त्रीय संगीत से रोगोपचार का प्रश्न है, आपको यह जानकर सुखद आश्चर्य होगा कि उसमें यह सामर्थ्य पश्चिमी संगीत से कहीं बहुत अधिक है। भारतीय संगीत की इस विलक्षण प्रकृति से प्रभावित होकर देश की कुछ संस्थाओं ने इस विधा को चिकित्सा क्षेत्र में पल्लवित पुष्पित करने का बीड़ा उठाया है। इनमें से एक है मुंगेर की 'विहार आफ योगा' जिसने नाद विज्ञान पर भिन्न-भिन्न अनुभव बटोरे हैं। और उसके आधार पर रोगों को विभिन्न रागों से ठीक करने की पहल की है। दूसरी महर्षि विश्व स्वास्थ्य योजना जिसने आयुर्वेद और गंधर्व वेद के न केवल सैद्धांतिक बल्कि प्रायोगिक पक्ष पर भी गंभीरता से कार्य करना शुरू कर दिया है। वहाँ के एक शोधकर्ता वैद्य राज पाण्डेय के अनुसार जिस प्रकार शरीर का प्रत्येक अंग वात, पित्त और कफ की संहिता से मिलकर बना है, उसी प्रकार प्रत्येक स्वर की भी अपनी प्रकृति, गुण, ग्रह और धातुएँ हैं जिनका प्रभाव तन-मन पर गहराई से पड़ता है। उदाहरण के लिए षड्ज का गुण सत्व दोष पित्त और ग्रह सूर्य है और ऋषभ का गुण, सत्य दोषवात, कफ-पित्त और ग्रह बुध है।

स्वर की आयुर्वेद सम्मत सैद्धांतिक मीमांसा और विश्लेषण करने के

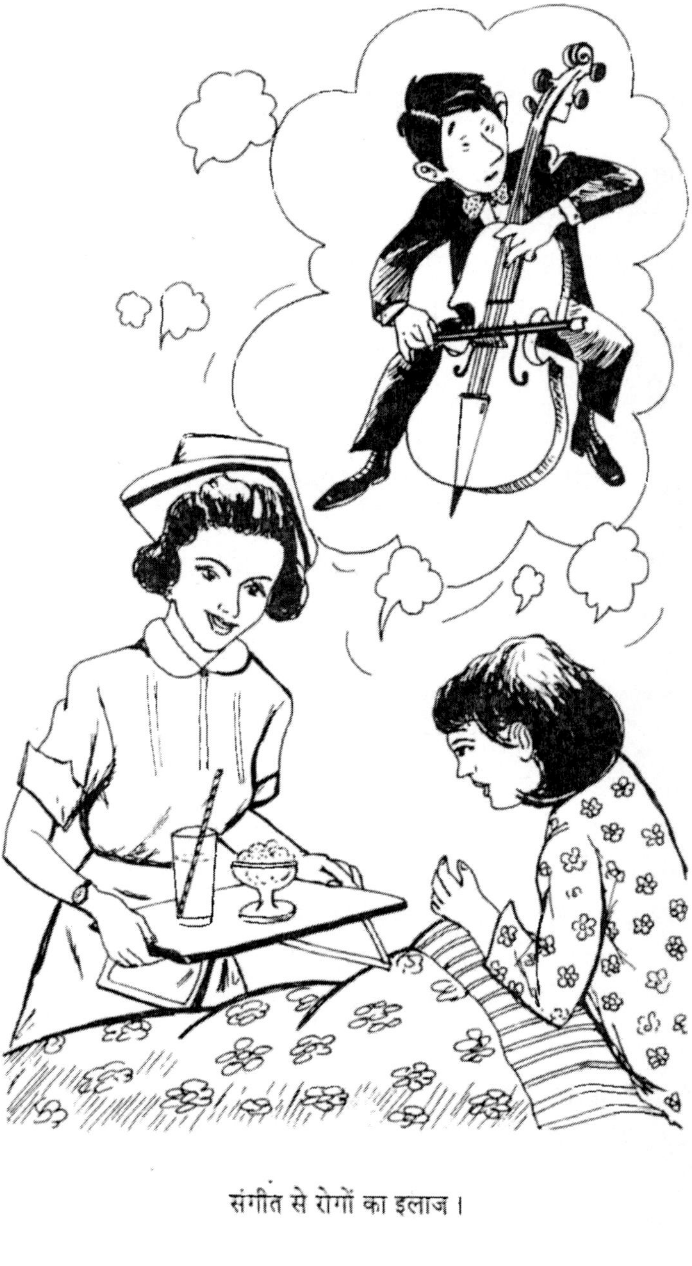

संगीत से रोगों का इलाज।

बाद अब श्री पाण्डेय रागों की प्रवृत्ति और प्रभाव सुनिश्चित करने में लगे हुए हैं। महर्षि संस्थान के अलावा विहार स्कूल आफ योगा के शोधकर्ता स्वामी शंकर देवानन्द सरस्वती ने भी शास्त्रों और जनश्रुतियों के आधार पर इस विषय में कुछ ठोस निष्कर्ष निकाले हैं। शंकर देवानन्द का कहना है कि आयुर्वेद में वर्णित शरीर के तीन-दोष वात, पित्त और कफ और कुछ नहीं प्रकृति के वायु, अग्नि और जल हैं और सादृश्य प्रकृति के राग इनके उपद्रवों को संयमित और शान्त करने में सक्षम हैं।

उन्होंने इस संबंध में कुछ लोगों के लिए विशिष्ट रागों का उल्लेख किया है। उदाहरण के लिए राग भैरव कफ से उत्पन्न रागों तथा ज्वर-कब्ज को दूर करने में समर्थ है। राग मल्हार-सोरत, जैजेवन्ती शरीर की ऊर्जा को बढ़ाने में मदद करते हैं, तथा मन और कोध को शान्त करते हैं। आसावरी राग रक्त शुद्ध करने तथा कफ उपद्रवों को शान्त करता है। भैरवी मस्तिष्क को सक्रिय करने में महत्त्वपूर्ण भूमिका निभाता है और श्वास सर्दी, फ्लू, फेफड़ों में पानी राजयक्ष्मा से राहत दिलाता है। गुर्जरी बागेश्वरी और मालकौंस कफ से होने वाले रोगों जैसे दमा आदि को दूर करता है। राग सारंग पित्त के कोप से होने वाले रोगों सरदर्द, तिजारी आदि से मुक्त दिलाता है। भीमपलासी, मुल्तानी पटा दीपक और पटा मंजरी आँखों की बीमारियों को दूर करने में सहायक होता है। दरबारी राग दिल दर्द को दूर करता है। राग हिंडोला तिल्ली और राग पंचम पाचन संबंधी रोगों को दूर करता है। इन जानकारियों के आधार पर महर्षि गांधर्व विश्वविद्यालय ने विभिन्न रागों के दस-दस मिनट के कैसेट बनवाए हैं। इन रागों को सुरीली, मीठी और मधुर आवाजों वाले उन संगीतज्ञों ने गाया-बजाया है जिन्हें इन रागों पर पूर्ण अधिकार है। और उन्हें भारत तथा भारत के बाहर परीक्षण के तौर पर इस्तेमाल किया जा रहा है। अमेरिका के लंकास्टर स्थित महर्षि आयुर्वेदिक हास्पिटल में इन विभिन्न रागों को रोगियों पर आजमाया गया है। उसके उत्साहजनक परिणाम निकले हैं। हास्पिटल के निर्देशक और सुप्रसिद्ध इण्डोक्राइनोलाजिस्ट दीपक चोपड़ा का कहना है कि आधुनिक चिकित्सा विज्ञान के लिए प्रिमोडियल साउण्ड (राग, रागिनी) एक अभिनव प्रयोग है और इसीकी सफलता में किसी भी तरह की शंका नहीं है। डॉ. चोपड़ा अब अमेरिका के सुप्रसिद्ध डॉ. कीथवालेस के साथ विभिन्न रोगों में रागों के प्रभाव को इलेक्ट्रिसिफैलोग्राफ मशीन पर माप रहे हैं

और जल्दी ही कुछ महत्त्वपूर्ण निष्कर्ष सामने रखेंगे।

लंकास्टर की तरह नोएडा स्थिति महर्षि आरोग्य धाम में भी रोगों पर रागों का प्रभाव की परख का काम हुआ है। एक अध्ययन के दौरान यह बात सामने आई है कि रोगी विभिन्न व्यक्तियों द्वारा गाए गए एक ही राग पर अलग-अलग प्रतिक्रिया व्यक्त करता है। यह तथ्य गायक और रोगी के चेतनास्तरों के बीच संबंध का रहस्योद्घाटन करता है। इस कार्य में सहयोग कर रहे महर्षि गांधर्व विश्वविद्यापीठ के निर्देशक पण्डित नारायण पटवर्धन के अनुसार आरोग्य धाम के अलावा महाराष्ट्र में स्थित इंस्टीट्यूट आफ मेंटल हेल्थ में भी जल्दी ही रागों के प्रभावों को परखने का काम शुरू किया जा रहा है।

कुल मिलाकर ऐसा लगता है कि कुछ वर्षों में ही संगीत एक चिकित्सा पद्धति के रूप में स्थापित होगा। भारत की यह महान विद्या जो अब तक केवल मन या आत्मा को रंजन करने के लिए जानी जाती थी, अब बीमारियों को दूर करने में प्रयुक्त होगी। अब अस्पतालों के वार्डों में रोगनाशक रागों के कैसेट बजा करेंगे।

चार-पाँच सौ वर्ष के इतिहास में ऐसे उदाहरण हैं, जब शास्त्रीय संगीत के गायकों ने अपने संगीत से कई रोगियों को स्वस्थ किया। उदाहरण के लिए बैजू बावरा ने राग पूरिया सुनाकर चकेरी के राजा राजसिंह को अनिद्रा रोग से मुक्ति दिलाई थी। उस्ताद सूरजखाँ ने राग जैजेवन्ती सुनाकर रामपुर के नवाब का लकवा रोग दूर किया था।

□□

शंख तथा शंख-ध्वनि से इलाज

भारतीय धर्मशास्त्रों में शंख का विशिष्ट महत्त्व दर्शाया गया है। इसे सबसे प्राचीन वाद्य माना जाता है। भगवान विष्णु के चार आयुधों में शंख का भी एक स्थान है। मंदिरों में सुबह और शाम के समय, जब आरती होती है, तो शंख-ध्वनि की जाती है। प्रत्येक तांत्रिक पूजा में भी शंख के द्वारा अभिषेक का अपना एक अलग ही महत्व है। विवाह तथा अनेक उत्सवों के प्रारम्भ में शंख-ध्वनि को पवित्र माना गया है।

दरअसल शंख-ध्वनि में कीटाणु तथा रोगाणुओं को नष्ट करने की एक अद्‌भुत क्षमता होती है। सर जगदीशचन्द्र बसु तथा अन्य कई वैज्ञानिक इस तथ्य को एक स्वर से स्वीकार कर चुके हैं कि शंख-ध्वनि जितने क्षेत्र तक जाती है, उतने क्षेत्र में रोगाणुओं का नाश हो जाता है।

अथर्व वेद के चौथे काण्ड के 10वें सूक्त में स्पष्ट वर्णन है : 'शंख अंतरिक्ष, वायु, ज्योतिमंडल एवं सुवर्ण से उपलब्ध है। इसकी तीव्र ध्वनि शत्रुओं को निर्बल करने वाली होती है। यह हमारा रक्षक है। यह राक्षसों और पिशाचों को वशीभूत करने वाला तथा अज्ञान, रोग एवं दरिद्रता को दूर भगाने वाला तथा आयु को बढ़ाने वाला अस्त्र है।

इस सूक्त के गंभीर, गूढ़ अर्थ से वही बात स्पष्ट होती है जिसे आज के वैज्ञानिकों ने भी माना है।

शंख सामान्य दो प्रकार के होते हैं—दक्षिणावर्त शंख और वामावर्त शंख। दक्षिणावर्त शंख वह शख हो़ता है जिसका कपाट दक्षिण की ओर खुलता है और वामावर्त शंख वह शंख है जिसका पट बाईं ओर खुलता है। दक्षिणावर्त शंख कठिनता से प्राप्त होता है।

इसके बारे में ऐसा कहा जाता है कि जिसके घर में दक्षिणावर्त शंख रहता है, वहां सर्वमंगल होता है। इसका अत्यन्त शुभ फल प्राप्त करने के लिए, स्वर्ण मेखला बना कर इसे घर में पवित्र स्थान पर रख कर शुद्ध से पुष्प, चंदनादि से पूजना चाहिए।

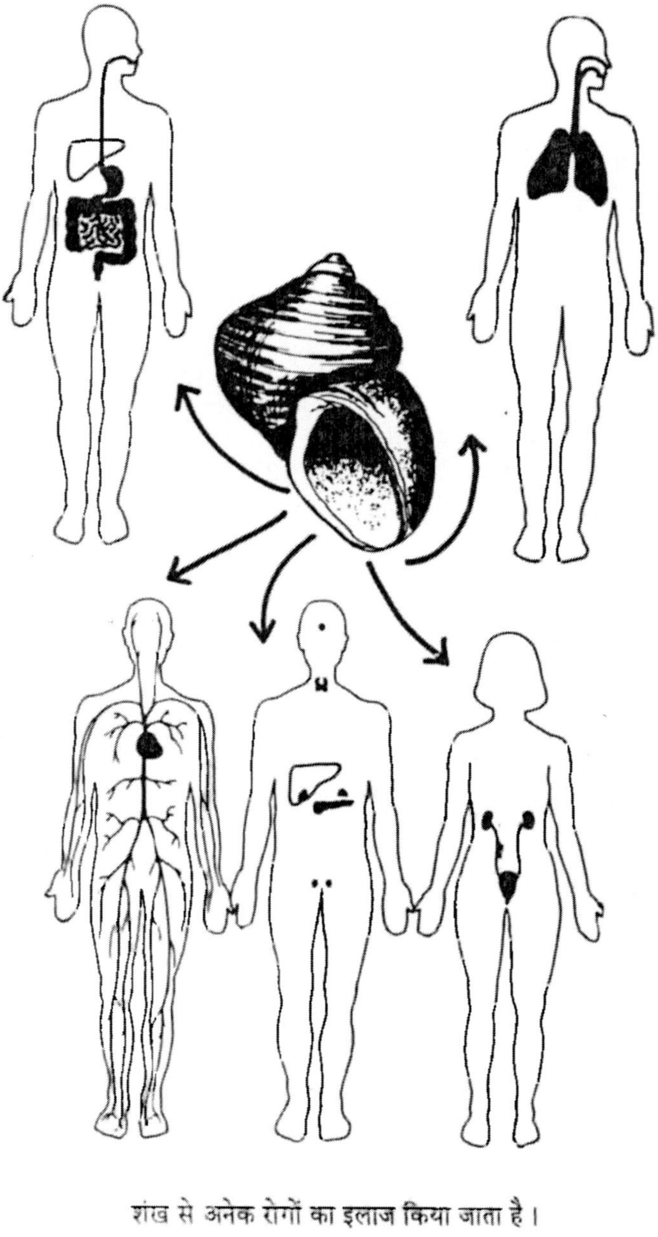

शंख से अनेक रोगों का इलाज किया जाता है।

तंत्रशास्त्रों में वर्णित है कि दक्षिणावर्त शंख की पतिदिन एक सौ आठ बार निम्न मंत्र के जप के साथ विधिवत पूजा करने से श्री और यज्ञ की वृद्धि तो होती है। इसी के साथ-साथ इसके द्वारा संतानहीनों को संतान-लाभ भी होता है। मंत्र है—'ऊँ ह्रीं श्रीं क्ली ह्लूं सुदक्षिणावर्त शंखाय नमः।

पूजन के लिए सर्वथा चिकना, कांतिवान तथा चन्द्रमा के समान सफेद शंख सबसे अच्छा माना गया है।

तंत्र शास्त्रों में शंख यंत्र का वर्णन भी मिलता है। इसके बारे में कहा जाता है कि 3 भाग स्वर्ण तथा 4 भाग चांदी के मिश्रण से बनाए गए पत्र पर शंख यंत्र को बनवा लें। रचनाएँ पत्र पर उभरी हुई हों। इस यंत्र पर दक्षिणावर्त शंख को रखकर उसका यथाविधि पूजन करें। पूजन के बाद यंत्र को तिजोरी में शंख सहित रख लें। ऐसा करने से घर में सदैव समृद्धि बनी रहती है।

सृष्टि के नियमानुसार शंख में भी नर तथा मादा होते हैं। इनमें से 'नर' को शंख तथा 'मादा' को शंखिणी कहते हैं। शंख चिकना तथा सफेद होता है जबकि शंखिणी का रंग कुछ कालापन लिए हुए होता है तथा वह खुरदुरी होती है।

शंख और शंखिणी की आंतरिक रचनाओं में भी कुछ भिन्नता होती है। प्राचीन तंत्र शास्त्रों में दिए वर्णन के अनुसार घर में दक्षिणावर्त शंख और शंखिनी का जोड़ा रखने पर घर की संपन्नता में अत्यधिक वृद्धि होती है। कभी-कभी कोई शंख कुछ खण्डित होता है। इसके दोष का निवारण स्वर्ण से किया जाता है। ऐसे किसी शंख को स्वर्ण पत्र में लपेट कर रखने से वह पूर्ण शंख की भाँति ही प्रभावी होता है।

शंख आयुर्वेदिक दृष्टि से भी हमारे लिए अत्यन्त लाभदायक है। इसके कुछ आयुर्वेदिक उपयोग नीचे दिए जा रहे हैं।

प्राचीन ग्रंथों में बताया गया कि यदि गूंगे व्यक्ति नित्य 2 घंटे शंख बजाएँ और इस प्रयोग को कुछ दिनों तक नियमित रूप से तथा बोलने का नित्य अभ्यास करने से कुछ दिनों में ही गूंगे लोग बातें करने लगते हैं। गूंगे व्यक्ति को 24 घंटों तक शंख में रखे जल का नित्य सेवन करना चाहिए। इसी प्रकार बल अनुरूप शंख भस्म का प्रयोग भी उनके लिए लाभदायक साबित हो सकता है। प्राचीन काल से ही बच्चों के गले में छोटे-छोटे शंखों की माला पहनाने का रिवाज चला आ रहा है। इस प्रयोग से बच्चे जल्दी बोलना सीख जाते हैं।

अन्य रोगों के लिए

शंख घिस कर नेत्र में लगाने से उसका फूलापन दूर होता है। शंख की भस्म अनुपान विशेष के साथ सेवन करने से गुल्म, शूल, पित्त, कफ, रुधिर, प्लीहा आदि के विकार नष्ट होते हैं। यही नहीं, इसके प्रयोग से उन्माद रोग में विशेष फायदा होता है।

शंख को घिस कर चेहरे पर लगाने से चेहरे की कान्ति बढ़ती है तथा मुंहासे दूर होते हैं।

शंख में सिद्ध करके पिलाया गया दूध अत्यन्त पौष्टिक होता है। इसके सेवन से शरीर में रोगाणु भी नष्ट होते हैं।

रात्रिपर्यन्त शंख में रखे हुए जल का नित्य सेवन करने वाला व्यक्ति अनेकानेक रोगों से मुक्त रहता है।

उपरोक्त वर्णित सभी फल प्राप्त करने के लिए असली शंख का मिलना आवश्यक है। असली शंख निम्न तथ्यों से पहचाना जाता है :

(1) असली शंख के छिद्र को कान के पास लाने पर उसमें से समुद्र की लहरों की भाँति आवाजें आती हैं।

(2) शंख का पतला हिस्सा (पूंछ) दाएँ हाथ से तथा मोटा हिस्सा (शीर्ष) बाएँ हाथ से पकड़ें। इसके पूर्व उसमें पानी भर दें। उक्त रीति से शंख को पकड़ कर अपनी ओर घुमाने पर उसका पानी यदि न गिरे तो वह शंख असली होगा, अन्यथा नहीं। नकली शंख के निर्माता बाहर से शंख को भले ही असली के समान बना देते हैं किन्तु उसकी आंतरिक बनावट वैसी नहीं बना पाते हैं।

(3) नकली शंख की चमक 3-4 दिन तक क्षारयुक्त जल में रखने पर धूमिल हो जाती है। जबकि असली शंख पर इसका कोई प्रभाव नहीं पड़ता।

नृत्य से भी चिकित्सा संभव

चिकित्सा विज्ञान में कई प्रकार की अभूतपूर्व प्रणालियों का आविष्कार हो चुका है। और अब नृत्य भी इसका एक महत्त्वपूर्ण अंग बन चुका है। भले ही यह बात आश्चर्यजनक है किन्तु यह बिल्कुल सत्य है कि नृत्य भी चिकित्सा का आधार है।

रोगियों, विशेष तौर पर मानसिक रोगियों का उपचार अब नृत्य पद्धति से भी किया जा सकेगा। उपचार की यह पद्धति बोन विश्वविद्यालय की श्रीमती गोरेवल ने विकसित की है। विश्वविद्यालय के अनुसंधानकर्ताओं ने वर्षों शोध करके यह निष्कर्ष निकाला है कि नृत्य की कुछ भंगिमाओं का चिकित्सा में उपयोग संभव है। जिले में एक महिला चिकित्सक डॉ. पल्लवी बड़ठाकुर ने नृत्य के द्वारा विभिन्न रोगों का उपचार करके इस नई पद्धति को और भी विकसित किया है।

इस चिकित्सा प्रणाली में नृत्य की विभिन्न क्रियाएँ होती हैं। हाथों व पैरों की थिरकन विशेष रूप से प्रभावी परिणाम देते हैं। इस नृत्य चिकित्सा-पद्धति में ढीला या पतला कपड़ा पहनना पड़ता है। नृत्य के पूर्व एक विशेष प्रकार का द्रव रोगी को शरीर पर लगाना पड़ता है।

पच्चीस वर्षीया नृत्य चिकित्सक डॉ. पल्लवी बड़ठाकुर का दावा है कि किसी भी प्रकार की हड्डी रोग, वात रोग, या पाचन क्रिया की गड़बड़ी से पीड़ित रोगी यदि इस नृत्य क्रिया को प्रतिदिन एक घंटे करे तो निश्चय ही वह इन रोगों से मुक्त हो सकता है। वैसे भी, नृत्य शरीर के स्वास्थ्य और रक्त संचारण की क्रिया सुचारू रूप से चलाने में लाभकारी क्रिया है ही। नृत्य चाहे पाश्चात्य हो या भारतीय, किसी के भी नियमित रूप से करते रहने से व्यक्ति स्वस्थ बना रहता है तथा उसमें स्वतः स्फूर्ति का संचार होता है।

डॉ. बड़ठाकुर की यह नृत्य प्रणाली वैसे तो सभी के लिए लाभदायक है, पर विशेष रूप से स्त्री रोगों, जैसे मासिक धर्म, में अनियमितता, स्तनों में दूध न आना या गर्भ न ठहरना आदि महत्त्वपूर्ण बीमारियों में यह चिकित्सा प्रणाली

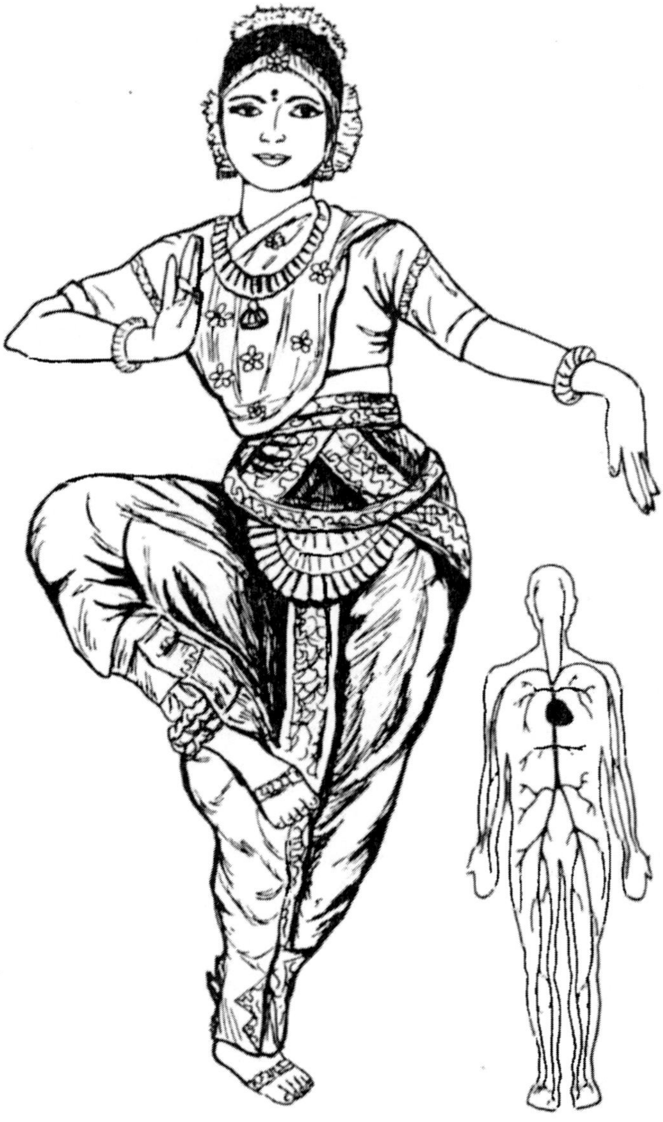

मानसिक रोगियों का इलाज अब नृत्य पद्धति से भी किया जाता है।

रामबाण का काम करती है। लेकिन अफसोस की बात यह है कि यह पद्धति पर्याप्त लोकप्रिय न हो सकी। हाँ, कुछ धनी व समृद्धिशाली परिवारों में स्त्री-पुरुष इसे स्वेच्छा से अपना रहे हैं, जबकि इसकी पहुँच आम आदमी तक होनी चाहिए। डॉ. बड़ठाकुर के क्लीनिक में नृत्य चिकित्सा के पूरे सचित्र वर्णन वाले बड़े-बड़े पोस्टर दीवारों पर देखकर और उनका मरीजों के समक्ष स्वतः नृत्य करते कराते देखकर सचमुच दुखः होता है कि नृत्य चिकित्सा की इस नूतन प्रणाली को पर्याप्त लोकप्रियता प्राप्त नहीं हुई।

चिकित्सा विज्ञान के राष्ट्रीय आयोजकों को चाहिए कि इस अद्‌भुत प्रणाली को भी विकसित व और अधिक खोज करने में महत्त्वपूर्ण योगदान दें ताकि इस पद्धति का व्यापक विकास हो और यह आम लोगों तक भी पहुँच सके। इस पद्धति का ठीक से प्रचार-प्रसार भी नहीं किया गया है।

□□

शल्य चिकित्सा में लेसर का चमत्कार

वैज्ञानिक प्रगति के विभिन्न पड़ावों पर जब प्रकाश के नए कृत्रिम स्त्रोत विकसित हुए तो उनका प्रयोग आयुर्विज्ञान एवं चिकित्सा में भी होने लगा। अतः 1960 में जब लेसर किरण का आविष्कार हुआ तो इसका आयुर्विज्ञान में दाखिल होना लगभग तय ही था।

सबसे पहले रूबी लेसर का इस्तेमाल नेत्र चिकित्सा के क्षेत्र में उस समय प्रयोग हो रहे आर्कलैंप के स्थान पर आरम्भ हुआ। नेत्र चिकित्सकों ने पाया कि लेसर द्वारा रेटिना पर की गई शल्य चिकित्सा ज्यादा नियंत्रित, स्थाई और प्रभाव शाली है। आज लेसर का उपयोग, विभिन्न प्रकार के जटिल नेत्र रोगों का, बिना चीरफाड़ किए उपचार करने में किया जाता है। औरगन-आयन लेसर हरे रंग का प्रकाश उत्सर्जित करता है। यह मधुमेह के रोगियों को अंधा होने से बचाता है एवं अपने आधार से अलग होती हुई रेटिना को फिर से जोड़ता है। ग्लुकोमा नामक नेत्र रोग का आज एकमात्र विश्वसनीय उपचार लेसर से किया जाता है। यहाँ तक कि विभिन्न प्रकार के दृष्टि दोष जैसे निकट-दृष्टि या दूर-दृष्टि आदि रोगों में कॉर्निया को लेसर द्वारा तराश कर ठीक कर लिया जाता है।

कुछ लेसरों जैसे कार्बन डाई आक्साइड लेसर एवं नियोडियम लेसर की विकिरण शक्ति बहुत ज्यादा होती है। अतः उनका सबसे पहले प्रयोग उद्योगों में विभिन्न प्रकार की धातुओं को काटने या उनकी झलाई करने में हुआ। आयुर्विज्ञानियों ने लेसरों के इस औद्योगिक उपयोगों के अनुभवों का लाभ उठाकर लेसर से शल्य चिकित्सा की विभिन्न प्रणालियाँ विकसित की। यह आयुर्विज्ञान और शल्य चिकित्सा के इतिहास में एक महत्त्वपूर्ण उपलब्धि थी। आज लेसर प्रौद्योगिकी की हरेक नई खोज शल्य-चिकित्सा में एक नई क्रांति की सुखद सूचना लेकर आती है। हाल ही में अंतरिम लघु स्पंदन एवं अति उच्च शक्ति के लेसरों का इस्तेमाल नए प्रकार की लेसर-टिशु प्रतिक्रियाओं के लिए किया जाता है। लेसर द्वारा गुर्दों की पथरी तोड़ने का भी यही सिद्धांत है।

शल्य चिकित्सा व उपचार में लेसर का उपयोग करने के अनेक महत्त्वपूर्ण लाभ हैं। सबसे प्रमुख व महत्त्वपूर्ण बात यह है कि लेसर से शल्य-चिकित्सा करने से रक्तस्राव बहुत कम होता है। उसका कारण यह है कि जब लेसर से त्वचा या किसी अंग को काटते हैं तो किरणों के उष्मीय प्रभाव के कारण रक्त वाहिनियाँ क़टते ही इनके खुले सिरे तुरन्त बंद हो जाते हैं और रक्त-स्राव रुक जाता है।

इस रक्त-स्राव शल्य चिकित्सा का लाभ शल्य-चिकित्सक की सतर्कता पर भी निर्भर करता है। दूसरा लाभ यह है कि लेसर से उपचार तथा शल्य-चिकित्सा के दौरान शरीर से किसी प्रकार का यांत्रिकी संपर्क नहीं होता। इससे संक्रमण की संभावना काफी कम हो जाती है। एक और सबसे बड़ा लाभ यह है कि लेसर किरणों को शरीर के भीतर प्रकाशीय तंतुओं की सहायता से सरलतापूर्वक भेजा जा सकता है। जिससे शरीर में ज्यादा चीर-फाड़ करने की जरूरत नहीं होती। पारंपरिक हृदय-शल्यचिकित्सक में हृदय की मुख्य धमनियों में अवबाधा आने पर शल्य चिकित्सा करने के लिए सीने की हड्डियों को तोड़कर हृदय तक पहुँचा जाता है, फिर हार्ट-लंगमशीन से रोगी का पूरा शरीर जीवित रखा जाता है। लेसर से इस अवस्था में काम बहुत आसान हो जाता है। सिर्फ एक छोटा-सा कटाव जांघों या नाभि के पास करके प्रकाशीय तंतु को रोगी की धमनी तक पहुँचा दिया जाता है। फिर लेसर द्वारा अवबाधा करने वाले पदार्थ को गलाकर रक्त में घोल दिया जाता है। कुल मिलाकर लेसर शल्य चिकित्सा साफ-सुथरी, सरल, तेज व कम घातक होती है।

आज लेसर शल्य चिकित्सा एवं उपचार काफी प्रभावित माने जा रहे हैं। मस्तिष्क चिकित्सा विज्ञान, कैंसर, हृदयरोग, गुर्दों की पथरी, मोच, चोट तथा अन्य कई समस्याओं के लिए विभिन्न प्रकार की लेसरों का उपयोग अब होने लगा है। कैंसर की चिकित्सा के लिए तो लेसर ने कुछ प्रकार के रोगियों के लिए आशा की नई किरण पैदा की है। अब 'प्रकाश विकिरण चिकित्सा' नाम से कैंसर के नए उपचार का विकास किया गया है। इसमें दी जाने वाली दवा इंजेक्शन से शरीर में पहले भेजी जाती है। यह दवा 1-2 दिन के बाद सिर्फ कैंसर कोषों पर विद्यमान रहती है जबकि स्वस्थ कोष इसका बहिष्कार कर देते हैं। जब कैंसर वाले क्षेत्र को 'स्वर्ण वाष्प लेसर' से प्रकाशित किया

जाता है तो इस नील का प्रकाशीय विभाजन होता है जिससे कैंसर कोषों की मृत्यु हो जाती है तथा स्वस्थ भागों पर कोई प्रभाव नहीं पड़ता।

इसी तरह स्त्रियों का बाँझपन लेसर से बड़ी कुशलता से दूर किया जा सकता है। हाल में एक नई चिकित्सा "जैविकी उत्प्रेरण" का विकास लेसर की सहायता से किया गया है जिसमें कम शक्ति के लेसरों से विभिन्न समस्याओं—जैसे मोच, चोट, घाव, दर्द आदि की चिकित्सा बड़े सहज ढंग से की जाती है।

□□

विद्युत चिकित्सा से इलाज

विद्युत-चिकित्सा की तकनीक अमरीका में प्रयोगों के दौर से गुजर कर अब मानव कल्याण के लिए साकार होती जा रही है। वहाँ के चिकित्सक बिना रोगी के शरीर का स्पर्श किए, या उस पर रसायनों का प्रयोग किए बिना, यह चमत्कारी चिकित्सा करके दिखा रहे हैं। वे रोगी की कोशिकाओं से उनकी भाषा में 'बातचीत' करने और उन्हें आवश्यक निर्देश देने में सफल हो गए हैं। यह भाषा है, विद्युत सिग्नलों की। इसी सार्वभौमिक भाषा के माध्यम से, शरीर के अवयव-संस्थान एक दूसरे से 'बातचीत' करते हैं, अपने विकास को नियमित करते हैं। इसी बातचीत के दौरान ये अपनी-अपनी समस्याएँ सामने रखते हैं और स्वयं अपनी मरम्मत करते हैं।

मानव-शरीर विद्युत-चुंबकीय 'लबादे' से ढंका रहता है। यह 'लबादा' सर से पाँव तक उसकी रक्षा करता है। विद्युत तरंगें अपना काम गर्भागमन से ही आरंभ कर देती है, और उन सभी पेचीदी प्रक्रियाओं को संचालित करती हैं, जिनके कारण बच्चे का जन्म संभव होता है। जब किसी अवयव की रचना पूरी हो जाती है, तो विद्युत-तरंगों का काम कम हो जाता है। लेकिन हमारे शरीर पर चढ़ा विद्युत-चुंबकीय आवरण मृत्युपर्यंत हमारे शरीर पर चढ़ा रहता है—और तभी तक कार्यरत भी रहता है।

जीव-विद्युत :

शरीर रोगी तभी होता है, जब कोशिकाओं का कार्य अनियमित हो जाता है। 'एक्यूपंक्चर' चिकित्सा-विधि द्वारा कोशिकाओं की इसी अनियमित कार्य विधि को नियमित करने का प्रयास किया जाता है। वस्तुतः, घायल या निर्जीव कोशिकाएँ विद्युत-तरंगों द्वारा ही पुनर्जीवित होती हैं। विद्युत-तरंगें, तब तक उन पर विशेष रूप से सक्रिय रहती हैं।

जीव-विद्युत का पता अठारहवीं सदी में लुइगी गैलवानी ने लगाया था। जीव-विद्युत का कोशिकीय क्रियाओं में कितना महत्वपूर्ण योगदान है,

वैज्ञानिकों को हाल ही में चला है। वैज्ञानिक-चिकित्सक अब आंतरिक विद्युत-तरंगों के स्थान पर बाह्य विद्युत-तरंगों का प्रयोग करने के बारे में विचार कर रहे हैं। वैज्ञानिकों को पूर्ण आशा है कि इस चिकित्सा-विधि के सहारे वे भविष्य में विकलाँग व्यक्तियों के अंग जोड़ सकेंगे और कैंसर के रोगियों की कोशिकाओं के अनियंत्रित विकास पर रोक लगा सकेंगे। न्यूयार्क के एक प्रमुख चिकित्सा केंद्र-कोलंबिया मेडिकल सेंटर के डॉक्टर एंड्रयू बासेत के अनुसार 'चिकित्सा के क्षेत्र में जो सर्वव्यापी प्रभाव शल्यक्रिया या दवाओं का है, वही विद्युत का होने जा रहा है।' डॉक्टर बासेत ने सबसे पहली बार हड्डियों के ऐसे विभंजन को, जो किसी भी चिकित्सा-विधि द्वारा ठीक नहीं हो रहा था, चिकित्सा-विधि द्वारा ठीक करने में अप्रतिम सफलता पाई थी। इस चिकित्सा-विधि में डॉक्टर बासेत ने विभंजित हड्डी के चारों ओर विद्युत-चुबंकीय तंरगों का जाल-सा फैलाकर प्रभावित भाग को पूरी तरह विद्युतमय कर दिया था।

वैज्ञानिकों का कहना है कि रोगी विद्युत-चिकित्सा-विधि को शल्य-चिकित्सा से बेहतर मानते हैं, क्योंकि विद्युत-उपचार में उन्हें कोई कष्ट नहीं होता। इस विधि से आंतरिक विभंजन को ठीक होने में आमतौर से लगभग छह महीने का समय लगता है, और रोगी को न अस्पताल में भर्ती होना पड़ता है, न शल्यचिकित्सा करानी पड़ती है।

इस चिकित्सा-विधि में रोगी को एक विद्युत-कुंडल प्रभावित भाग पर एक निश्चित अवधि तक रखना पड़ता है।

अनेक पशुओं पर विद्युत-चिकित्सा विधि के लम्बे समय तक परीक्षण और प्रयोग करके वैज्ञानिक इस निष्कर्ष पर पहुँचे हैं कि विद्युत के प्रयोग से अवयवों की बाह्य स्नायुओं की विकासदर को कम से कम दुगुना या तिगुना तीव्र किया जा सकता है। आघातों और कांच से अंगों के कटने-फटने से स्नायुओं को जो हानि होती है, उसे साधारण चिकित्सा-विधियों से ठीक होने में जो समय लगता है, उसका आधे से भी कम समय विद्युत-चिकित्सा विधि में लगता है, साथ ही यह प्रभावकारी भी होता है।

अब अन्य चिकित्सक भी इस बात को स्वीकार करने लगे हैं कि विद्युत-चिकित्सा-विधि बाह्य स्नायुओं की चोटों का इलाज करने में पूर्ण सक्षम तथा प्रभावी विधि है। अधरंगवात के करोड़ों रोगियों को इस अचूक

चिकित्सा-विधि से शीघ्र और स्थायी लाभ हुआ है।

विद्युत-चिकित्सा-विधि के इन चमत्कारिक परिणामों का एक प्रमुख कारण यह है कि शरीर की कोशिकाएँ और स्नायु शरीर में मौजूद विद्युत से जितनी लाभान्वित होती है, उतनी ही बाहरी विद्युत से भी होती है।

विद्युत-चिकित्सा-विधि को आगे बढ़ाने और एक नई दिशा प्रदान करने का श्रेय अमरीकी वैज्ञानिक-चिकित्सक, डॉक्टर राबर्ट बेकर को है, जिन्होंने सूक्ष्म यंत्रों की सहायता से घावों और जख्मों के इलाज में लगी आंतरिक विद्युत तरंगों का विशेष रूप से अध्ययन किया था। इस दौरान उन्हें पता चला कि विक्षत अवयव को सही हालत में लाने के लिए एक ऐंपीयर विद्युत-तरंग का एक अरब-वाँ भाग भी पर्याप्त होता है।

एक अन्य अमरीकी वैज्ञानिक-चिकित्सक डॉ. स्टीफन स्मिथ ने एक मेंढ़क के घायल पाँवों पर आँतरिक विद्युत-धारा के प्रभाव का विस्तृत अध्ययन करके, इस काम को और आगे बढ़ाया। यह एक क्रांतिकारी आविष्कार था।

स्तनपायी प्राणियों की कोशिकाओं और स्नायुओं पर बाहरी विद्युत के प्रयोगों द्वारा इलाज ही नहीं, नवीनीकरण भी संभव है। इस क्रांतिकारी, आविष्कार ने चिकित्सा के क्षेत्र में अनेक नवीन द्वार खोल दिए हैं। अनेक अग्रणी वैज्ञानिकों का विश्वास है कि इस अकल्पित आविष्कार ने अनेकानेक अप्रत्याशित संभावनाओं को जन्म दिया है।

इस चिकित्सा-विधि के आविष्कार के बाद, वैज्ञानिकों ने यह जानने का प्रयास किया कि शरीर के कुछ अंग और अवयव अन्य अंगों और अवयवों की अपेक्षा अधिक विद्युत का उत्पादन क्यों करते हैं। और विद्युत-तरंगें स्वयंमेव क्षतिग्रस्त अंगों और अवयवों की ओर क्यों और कैसे प्रवाहित होती हैं।

इस प्रयास में उन्हें उस 'आर्गेनिक बैटरी' का पता चला जहाँ से क्षतिग्रस्त भागों को विद्युत-धारा प्रवाहित होती हैं। पाँच वर्षों तक इस प्रवाह के पैटर्न का अध्ययन करने के पश्चात् उन्होंने उन विभिन्न वोल्टेजों का पता लगाया जो मानव सहित विभिन्न प्राणियों के जख्मी अंगों को ठीक करने के लिए आवश्यक होते हैं।

इन प्रयोगों से वैज्ञानिकों को जो जानकारी प्राप्त हुई, उसके आधार पर वैज्ञानिकों ने अंतरिक्ष-यात्रियों के लिए ऐसे विद्युत-कुंडल तैयार किए हैं, जो

अंतरिक्ष यात्राओं के दौरान चूने की कमी के कारण उनकी हड्डियों को भुराभुरा बनाने से रोकते रहते हैं। जो अंतरिक्ष-यात्री बिना इन कुंडलों को धारण किए अंतरिक्ष-यात्रा पर गए थे, उनकी हड्डियाँ काफी नरम और भुरभुरी हो गई थीं, और उन्हें साधारण अवस्था में लाने के लिए चिकित्सकों को काफी मेहनत और समय लगाना पड़ा।

विशेषज्ञों का मानना है कि भविष्य में विद्युत-चिकित्सा-विधि द्वारा ऐसे ऊतकों का इलाज संभव हो सकेगा, जो जल्दी बेजान हो जाते हैं। त्वचा, हड्डियों और बाह्य स्नायुओं को सशक्त और पुनर्जीवित करने में भी यह चिकित्सा-विधि बहुत सहायक होगी।

□□

रेडियो चिकित्सा पद्धति

जटिल रोगों की चिकित्सा तथा कृषि में आइसोटोप और रेडियो औषधियों का प्रयोग विकसित देश लगभग दो दशकों से अधिक समय से कर रहे हैं और वहाँ नाभिकीय (न्यूक्लीय) चिकित्सा विधि पूरी तरह स्थापित हो चुकी है। वहाँ काफी बड़े पैमाने पर विभिन्न क्षेत्रों में इसका उपयोग भी किया जा रहा है पर विकासशील देशों में इस दिशा में अभी बहुत ज्यादा प्रगति नहीं हो सकी है। लेकिन अब भारत भी उन कुछ गिने-चुने देशों में शामिल हो चुका है जिन्होंने नाभिकीय विज्ञान और तकनीक को विकसित करके व्यापक स्तर पर उसका लाभ उठाना शुरू कर दिया है।

लगभग तीन दशकों के प्रयासों के बाद भारत इस तकनीक के क्षेत्र में अपनी जगह बना सका है। परमाणु ऊर्जा कार्यक्रम से अंकुरित न्यूक्लीय औषधि क्षेत्र में पहले-पहले 'अप्सरा' के क्रियान्वयन से रेडियो आइसोटोप का उत्पादन संभव हुआ। 'आइरस' परमाणु भट्ठी लगने के बाद उत्पादन तो बढ़ा पर माँग उससे कई दर्जे आगे बढ़ जाने के कारण एक और 'आर-5' परमाणु भट्ठी का निर्माण आवश्यक हो गया। यह प्रविधि सभी प्रकार के रेडियो आइसोटोप बनाने में सक्षम है। इस प्रकार भारत भी उन अग्रणी राष्ट्रों में शामिल हो गया है जो उद्योग, कृषि और चिकित्सा के क्षेत्र में न्यूक्लीय और रेडियो औषधियों का उपयोग करते हैं।

रेडियो औषधियों की नियमित रूप से सप्लाई संभव होने के बाद जल्दी ही 1963 में बम्बई में विकिरण चिकित्सा केन्द्र की स्थापना हो गई। इसी के साथ विश्व स्वास्थ्य संगठन और अंतरराष्ट्रीय परमाणु ऊर्जा एजेंसी ने इसे दक्षिण-पूर्व एशिया के लिए क्षेत्रीय निर्देश केन्द्र की मान्यता भी प्रदान कर दी। विकिरण चिकित्सा केन्द्र में हर वर्ष लगभग दस हजार रोगियों को चिकित्सा तथा जाँच की सुविधाएँ प्राप्त होती हैं। यहाँ गत 20 वर्षों में, हर वर्ष छः सप्ताह का प्रशिक्षण कार्यक्रम चला कर 113 व्यक्तियों को प्रशिक्षण भी दिया गया। इसके साथ ही यहाँ विशिष्ट रेडियो आइसोटोप तकनीकों पर अल्पकालिक उन्नत पाठ्यक्रम की

चलते रहते हैं। बम्बई विश्वविद्यालय ने भाभा परमाणु अनुसंधान केन्द्र द्वारा संचालित विज्ञान स्नातकों के लिए रेडियो आइसोटोप चिकित्सा विधि तथा विकिरण चिकित्सा विधि में अलग-अलग डिप्लोमा कोर्स को भी मान्यता दे दी है। दिल्ली ने भी इस दिशा में पहल की है। इन योग्यताओं के लिए केन्द्र में एक वर्षीय पाठ्यक्रम भी शुरू किए गए हैं।

न्यूक्लीय चिकित्सा प्रमुखतः निदान के क्षेत्र में विशेष भूमिका निभा रही है। कुछ जटिल और कुछ सरल विधियों द्वारा इसके माध्यम से निदान किया जाता है। वैसे भारत में प्रयोग में लाई गई विधियाँ अधिक सरल हैं। इस कार्य के लिए कुछ ही प्रयोगशालाएँ आंशिक संस्करण उपलब्ध करा सकी हैं। थायराइड की समस्याओं और उनसे आगे पता लगाने का बहुत ही कम काम हुआ है।

पिछले कुछ वर्षों में आइसोटोपों के चिकित्सा क्षेत्र में उपयोग की दिशा में काफी परिवर्तन हुआ है। अल्प आयु वाले रेडियो आइसोटोप तथा नई विधियों के बढ़ते प्रयोग से अब रोगी पर विकिरण के प्रभाव की संभावना बहुत कम हो गई है। इसका एक सुखद परिणाम यह निकला है कि गर्भवती महिलाओं तथा बच्चों के भी परीक्षण रेडियो आइसोटोप से किए जाने लगे हैं जिन पर अब तक ये परीक्षण नहीं होते थे। अल्प आयु वाले आइसोटोपों के प्रयोग से सिन्टी ग्राफिक उपकरण की रचना बदल गई है। आज का स्कैनर सातवें दशक के स्कैनर से दस गुनी तक अधिक गति से किसी बड़े अवयव का प्रतिबिम्ब ले लेता है। कलकत्ता के परिवर्ती ऊर्जा साइक्लोट्रान से लंबी आयु वाले कुछ आइसोटोप पैदा करके इस क्षेत्र में विकास की एक और सीढ़ी चढ़ने का सफल प्रयास है।

बम्बई में इस प्रशिक्षण केन्द्र के कारण ही चुने हुए विशेषज्ञों का प्रशिक्षण होने लगा है। इसके अतिरिक्त बम्बई के विकिरण चिकित्सा केन्द्र के पास सात और आधुनिक नाभिकीय चिकित्सा इकाइयाँ हैं। बम्बई की चार चिकित्सा शिक्षण संस्थाओं के पास निजी रेडियो आइसोटोप प्रयोगशालाएँ हैं जो सफलतापूर्वक कार्य कर रही हैं। इसके अलावा कुछ और निकट भविष्य में बन जाने की संभावनाएँ भी हैं। फिर भी देश में नाभिकीय चिकित्सा के विस्तार के लिए वर्तमान प्रयोगशालाओं को अपना कार्यक्षेत्र बढ़ाना होगा और नई प्रयोगशालाओं का निर्माण करना होगा। □□

एंडोस्कोपी चिकित्सा पद्धति

आप क्या ऐसी कल्पना कर सकते हैं कि बिना चीर-फाड़ किए आपरेशन किए जा सकते हैं? जी हाँ, यह बिल्कुल सत्य है जिसे आज संभव कर दिखाया है आज के वैज्ञानिकों ने।

आज से कुछ वर्षों पूर्व ऐसे आपरेशन की केवल कल्पना भर की जा सकती थी। पर अब आरामदायक सौम्य शल्यक्रियाँ का युग आरंभ हो चुका है। ऐसी शल्य क्रिया जिसमें न ज्यादा चीरफाड़ है और न ज्यादा खून बहने का ही जोखिम। और एक सुखद तथ्य यह भी है कि इस तरह वीडियो नियंत्रण के जरिए शल्य-क्रिया केवल कुछ विशेषज्ञ शल्य चिकित्सक ही कर सकेंगे। प्रोफेसर वूल्फ स्टेलर के अनुसार कोई भी शल्य चिकित्सक इस नई पद्धति से शल्य क्रिया आसानी से कर सकता है। आज स्वयं प्रोफेसर स्टेलर अनेक विदेशी चिकित्सकों को यह पद्धति सिखा रहे हैं। जर्मनी में सबसे पहले इस नई शल्यचिकित्सा पद्धति का सफल प्रदर्शन किया गया, वहीं इस चिकित्सा पद्धति का आविष्कार भी हुआ।

एंडोस्कोपी का आविष्कार सन् 1806 में फ्रैंकफुर्ट के एक चिकित्सक डॉ. फिलिप वोजिनी ने किया था। डॉ. वोजिनी ने पशुओं के शरीर के भीतरी हिस्सों और केविटी को देखने के लिए इस नई चिकित्सा पद्धति का आविष्कार किया था। पर उनके सहयोगी चिकित्सकों ने उसके इस आविष्कार के प्रति कोई विशेष उत्साह नहीं दर्शाया। परंतु जब इलेक्ट्रिक वाल्व का आविष्कार हुआ तो चिकित्सा-जगत में भी क्रांतिकारी परिवर्तन हुए। सबसे पहले मिगनॉन वाल्वों को नली में लगाकार एंडोस्कोपी का काम चलाया गया।

एक लंबे समय तक एंडोस्कोपी पर कुछ विशेषज्ञ चिकित्सकों का ही अधिकार रहा। बाद में स्त्री रोग विशेषज्ञों और यूरोलॉजिस्ट ने अपने रोगियों की चिकित्सा के लिए एंडोस्कोपी के नए उपकरण तैयार किए। बाद में पेट के रोगों की शल्य-क्रिया के लिए भी एंडोस्कोपी का इस्तेमाल किया जाने लगा। कैंसर की शीघ्र पहचान के लिए बायोप्सी का आम रिवाज है। बायोप्सी में

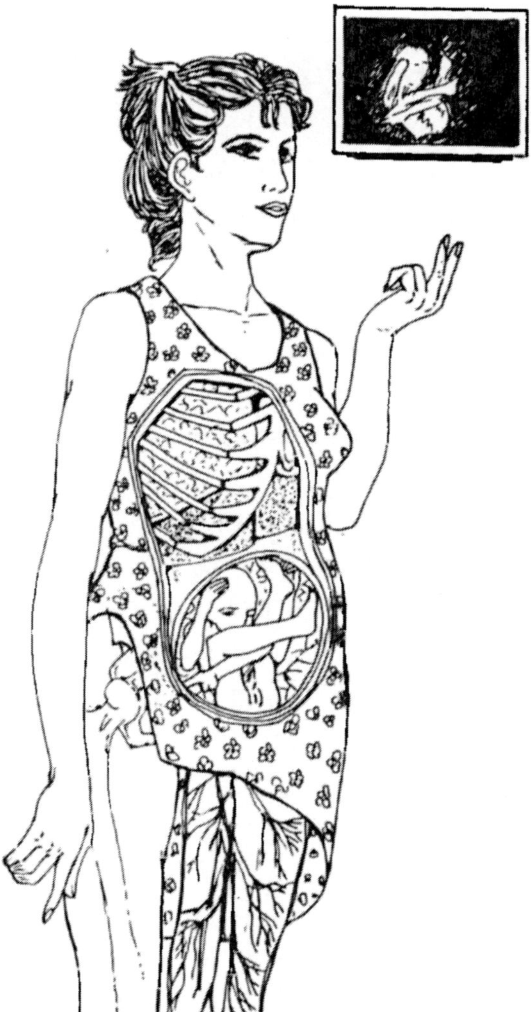

स्त्री रोग विशेषज्ञ अपने रोगियों की चिकित्सा के लिए एंडोस्कोपी पद्धति का इस्तेमाल करते हैं। इस पद्धति द्वारा वीडियो स्क्रीन पर प्रभावित हिस्से को त्रिआयामी रूप में लगभग वास्तविक रूप में देखा जा सकता है।

प्रभावित हिस्से के कुछ तंतुओं को निकालकर उनकी जांच की जाती है। अब वीडियो तथा माइक्रोचिप तकनीक के विकास के फलस्वरूप वीडियो के परदे पर ही प्रभावित हिस्से को त्रिआयामी रूप में लगभग वास्तविक रूप में देखा जा सकता है। परदे पर प्रभावित हिस्सा कई गुणा बड़ा करके प्रदर्शित किया जाता है। यही नहीं, परदे पर उसके मूल रंग की ज्यों-के-त्यों दिखाई देते हैं। फलतः चिकित्सक आसानी से उसको देखकर आवश्यक जाँच कर सकते हैं। अस्थि रोग विशेषज्ञ तथा मस्तिष्क रोग विशेषज्ञ आज काफी संख्या में इस पद्धति को अपना रहे हैं।

इस चिकित्सा पद्धति से एक कुशल चिकित्सक गर्भाशय की बड़ी-बड़ी रसौलियों को भी टुकड़े-टुकड़े कर नली के जरिए शरीर से बाहर निकाल सकता है। इस तरह अब गर्भाशय की रसौलियों को निकालने के लिए किसी बड़े आपरेशन या चीर-फाड़ की जरूरत नहीं रहेगी।

इस विशेष पद्धति में रोगी की नाभि के पास चिकित्सक एक बेहद सूक्ष्म छेद करते हैं। उसे उसके माध्यम से एक केनुला (विशेष उपकरण) रोगी के शरीर में प्रविष्ट की जाती है। इसके बाद रोगी के पेट में इसी के जरिए कीटाणुरहित कार्बन द्वि ओवन गैस भर दी जाती हैं। चिकित्सक पेट में तीन जगह और चीरे लगाते हैं और उनके जरिए केविटी में ट्रोकार प्रविष्ट कराते हैं। इनमें से एक का काम एक एंडोस्कोपिक आप्टीकल प्रणाली को आवश्यक स्थल पर रखना होता है। यह प्रणाली एक वीडियो कैमरा से जुड़ी होती है। उसका एक काम पेट के न दिखाई देने वाले हिस्से को प्रकाश से आलोकित करना भी होता है। सामने मॉनीटर के परदे पर शल्य चिकित्सक शरीर के अंदर का भाग देखते रहते हैं।

वीडियो के परदे पर निगाहें रखे-रखे शल्य चिकित्सक छोटी-छोटी कैंचियों से उस हिस्से को अलग कर देते हैं। इसमें जरा-सा भी रक्त नहीं बहता क्योंकि, एक बिजली का चाकू कटी हुई नसों को सख्त बना देता है। सूक्ष्म क्लिपों की सहायता से बाइनाइफोरस ऊत्तक को बंद कर दिया जाता है। इसके बाद आपरेशन सरलता से कर दिया जाता है। अब इस पद्धति से अन्य जटिल रोगों के आपरेशन की संभावनाओं पर भी नए प्रयोग हो रहे हैं।

□□

प्लास्टिक सर्जरी चिकित्सा पद्धति

प्लास्टिक सर्जरी ने कटे-फटे अंगों को ठीक करने के अलावा सौंदर्य में वृद्धि का मार्ग खोलकर एक क्रांति ला दी है। यह कमाल हाल के दर्शकों में विकसित माइक्रो सर्जरी का है जिसने प्लास्टिक सर्जरी के क्षेत्र में नई क्रांति ला दी है। आमतौर पर प्लास्टिक सर्जरी को ऐसी सर्जरी समझा जाता है जिसका ताल्लुक महज चेहरे और शरीर की सुंदरता बढ़ाने से है। जबकि यह तो प्लास्टिक सर्जरी का मात्र एक छोटा-सा इस्तेमाल है जो कॉस्मेटिक सर्जरी के तहत आता है। वास्तव में प्लास्टिक सर्जरी चिकित्सा सर्जरी के तहत आता है। वास्तव में प्लास्टिक सर्जरी चिकित्सा की एक व्यापक अवधारणा है जिसके तहत कॉस्मेटिक सर्जरी और पुनर्रचना सर्जरी (रिकंस्ट्रक्टिव सर्जरी) आते हैं। पुनर्रचना सर्जरी से आज यह संभव हो गया है कि शरीर का कोई अंग अगर कट कर अलग हो जाए, तो उसे फिर से लगभग वास्तविक रूप में जोड़ा जा सकता है और यह अंग पहले जैसा सामान्य रूप से काम करता है। पुनर्रचना सर्जरी चूँकि माइक्रोस्कोप यानी सूक्ष्मदर्शी यंत्र की मदद से की जाती है, इसलिए इसे माइक्रो सर्जरी भी कहते हैं।

कभी-कभी हाथ, पैर, उंगलियाँ, अँगूठा आदि कई बार दुर्घटना में या मशीन में आकर कट-फट कर अलग हो जाते हैं। ऐसे में अगर जरा-सी सावधानी बरती जाए और प्लास्टिक सर्जरी का सहारा ले लिया जाए तो आदमी अपंग होने से बच सकता है। ऐसे में सबसे पहले शरीर के कटे हुए हिस्से से खून का आना रोकने के लिए वहाँ कसकर पट्टी बाँध दें तथा हाथ या पैर को ऊपर उठाकर रखें। जो हिस्सा कटकर अलग हो गया हो, उसे जितनी जल्दी हो सके, प्लास्टिक की थैली में बंद कर दें और इस थैली को बर्फ में रख दें। ध्यान रहे इस काम में दो घंटे से ज्यादा देर न लगे, नहीं तो कटा अंग बेकार हो जाता है। एक बार कटे अंग को थैली में बंद करके बर्फ में रख दिया जाए तो 8 से 12 घंटे तक उसे कोई नुकसान नहीं पहुँचता और उचित डॉक्टर के पहुँचने के लिए वक्त भी मिल जाता है।

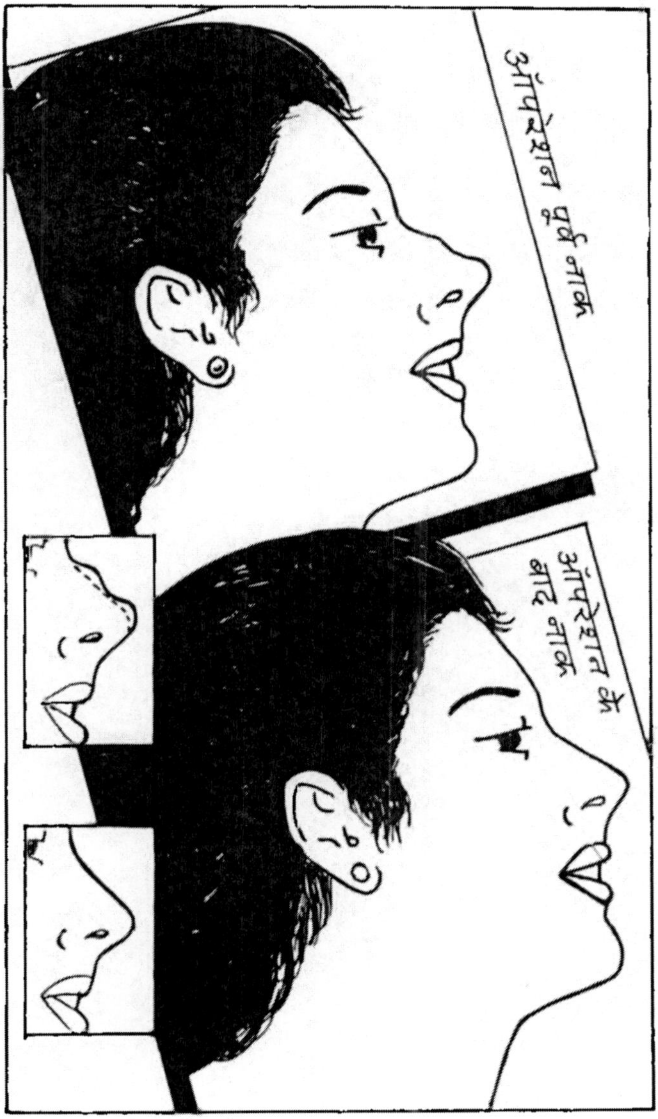

प्लास्टिक सर्जरी चिकित्सा।

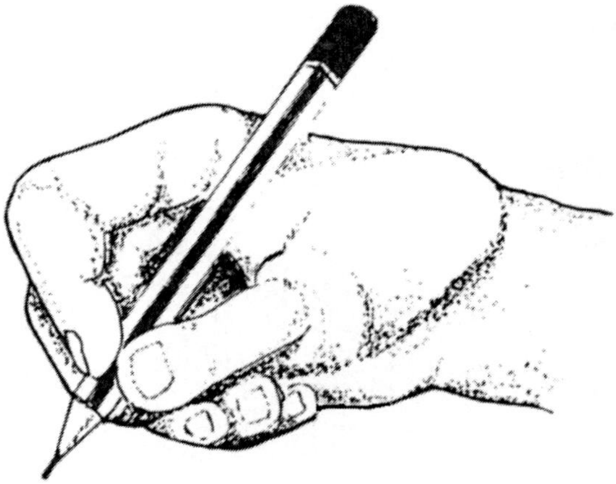

हाथ में पैर के अंगूठे की प्लास्टिक सर्जरी।

ध्यान रखने वाली खास बात यह है कि कटे हुए अंग को खुद साफ करने की कोशिश नहीं करनी चाहिए और न ही यह बर्फ या पानी के सीधे संपर्क में आए। लोग कटे अंग में डिटॉल वगैरह डालकर ले आते हैं जो कि गलत है। इससे अंग बेकार हो जाता है।

शरीर की कट गई छोटी-छोटी नसों को माइक्रो सर्जरी से जोड़ा जाता है ताकि खून की सप्लाई फिर से शुरू हो जाए। साथ ही संवेदना लाने और ले जाने वाली तंत्रिकाओं को भी जोड़ दिया जाता है।

आमतौर पर एक उंगली या अँगूठे को वापस जोड़ने में चार से छह घंटे का समय लग जाता है। यदि हाथ या पैर कट गया हो तो उसे वापस जोड़ने के लिए 12 से 14 घंटे तक का लंबा आपरेशन करना पड़ सकता है। क्योंकि छोटी-छोटी नसों और तंत्रिकाओं को जोड़ने का काम काफी बारीक और जटिल होता है।

आपरेशन की कामयाबी कई बातों पर निर्भर करती है। एक तो यह कि कटे अंग को ठीक तरीके से सुरक्षित रखा गया है या नहीं। दूसरे दुर्घटना के कितनी देर बाद मरीज को डॉक्टरी सहायता और आपरेशन की सुविधा प्राप्त हुई। जितनी जल्दी मरीज डॉक्टर के पास पहुँचेगा, इलाज में उतनी ही सुविधा रहेगी। तीसरे यह कि दुर्घटना किस प्रकार की है। कई बार दुर्घटंना में हाथ-पाँव बुरी तरह कुचले जाते हैं। ऐसे में सफलता के आसार कम हो जाते हैं।

शरीर का कोई हिस्सा, हड्डी या मांस किसी दुर्घटना में निकल गया हो या जन्म से ही न हो, तो माइक्रो सर्जरी से शरीर के दूसरे स्थान से मांस या हड्डी या अंग लेकर सफलतापूर्वक प्रत्यारोपित किया जाता है। मिसाल के लिए, अगर किसी व्यक्ति का अंगूठा कट जाता है या जन्म से नहीं होता, तो पैर का अंगूठा या उँगली माइक्रो सर्जरी से हाथ में प्रत्यारोपित कर दी जाती है और कुछ वक्त के बाद वह हिस्सा हाथ के अँगूठे के रूप में ठीकठाक काम करने लगता है। पैर की एक उँगली न रहे तो कोई फर्क नहीं पड़ता, लेकिन हाथ का अँगूठा न हो तो काम करने में, लिखने में बड़ी दिक्कत होती है।

इसी प्रकार जन्म से या दुर्घटनावश कट-फट गए होंठ, नाक या कान को ठीक किया जा सकता है।

इसी प्रकार चेहरे का सौंदर्य बढ़ाने के लिए नाक, कान, ठोड़ी आदि का

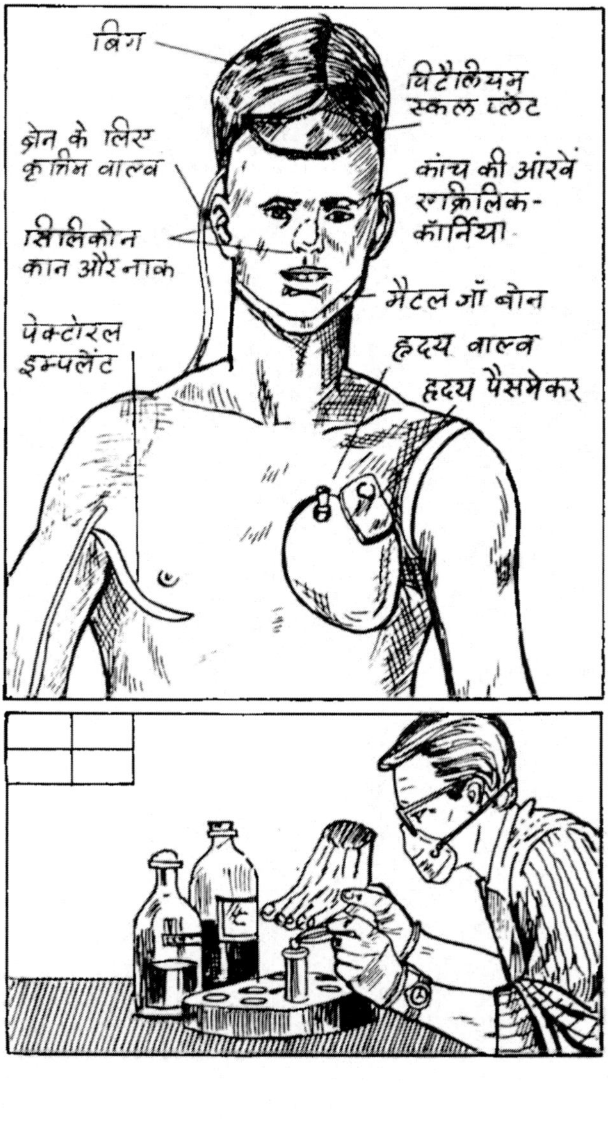

प्लास्टिक सर्जरी से कटे-फटे और बेकार अंगों को ठीक किया जाता है।

आकार सही किया जा सकता है, चेहरे की झुर्रियाँ मिटायी जा सकती हैं। या अविकसित किसी अंग में उभार लाया जा सकता अथवा स्थूल अंग को सुडौल आकार में बदला जा सकता है।

इस प्रकार प्लास्टिक सर्जरी लोगों के लिए वरदान साबित हुई है। हमारे देश में अनेक बड़े शहरों के अस्पतालों में यह सुविधा प्राप्त है।

□□

बिना आपरेशन पथरी निकालना

शायद आपको पता न हो कि किसी के गुर्दे में बन गई पथरी जब अपना स्थान बदलती है तो उस समय रोगी को असह्य पीड़ा और दर्द होता है। इस समय अगर यह पथरी कहीं रोगी के मूत्र मार्ग में आकर अटक जाए तो इससे रोगी का न केवल पेशाब आना बंद हो जाता है। यदि जरा-सी भी असावधानी बरती गई तो उसकी मौत भी हो सकती है। ऐसी स्थिति में चिकित्सकों के पास उसका उपचार करने का एक मात्र उपाय बचता है—आपरेशन। आपरेशन होने पर रोगी को कम-से-कम 4 से 8 सप्ताह तक अस्पताल में जरूर रहना पड़ता है। लेकिन अब बिना आपरेशन के पथरी निकालने की नई तकनीक लिथोट्रीपर मशीन के द्वारा केवल आधा घंटे से एक घंटे में ही निजात पाई जा सकती है।

चिकित्सा भाषा में इस नई विधि को लिथोट्रिप्सी भी कहते हैं। इसका अर्थ है शरीर के बाहर शॉक तरंगों से पथरी तोड़ना। इस तकनीक से सर्वप्रथम 1983 में जर्मनी में मरीजों का इलाज किया गया था। इसके बाद अब तो इसका प्रयोग आस्ट्रेलिया, अमेरिका, फ्रांस तथा इग्लैंड में सफलतापूर्वक खूब हो रहा है। इससे अब तक पांच लाख रोगियों की चिकित्सा की जा चुकी है। इसकी सबसे बड़ी विशेषता यह है कि इससे मधुमेह, हृदयरोगी तथा काफी बड़ी उम्र के रोगियों की पथरी बिना किसी परेशानी के निकाली जा सकती है। क्योंकि ऐसे रोगियों के आपरेशन से उनके न बच पाने का भय ही बना रहता है। इस नई तकनीक में सर्वप्रथम एक्स-रे से अथवा अल्ट्रा साउंड तरंगोंकी सहायता से मरीज के गुर्दे में पड़ी पथरी को 'कॉर्डियोलॉजी' नामक मेज पर लिटाया जाता है। इसके बाद विशेषज्ञ लिथोस्टार मशीन पर लगे कंप्यूटर चालित स्क्रीन पर रोगी के गुर्दे में पड़ी पथरी को देखकर ठीक उसके बीचों-बीच अपना निशाना साध कर लिथोस्टार का बटन दबाकर 'इंफ्रासाउंड' शॉक तरंगें छोड़ता है। ये तरंगें गुर्दे की पथरी को ऐसे तोड़ देती है जैसे कि डायनामाइट से किसी पहाड़ को तोड़ा जाता है। इन तरंगों की चोटों से पथरी

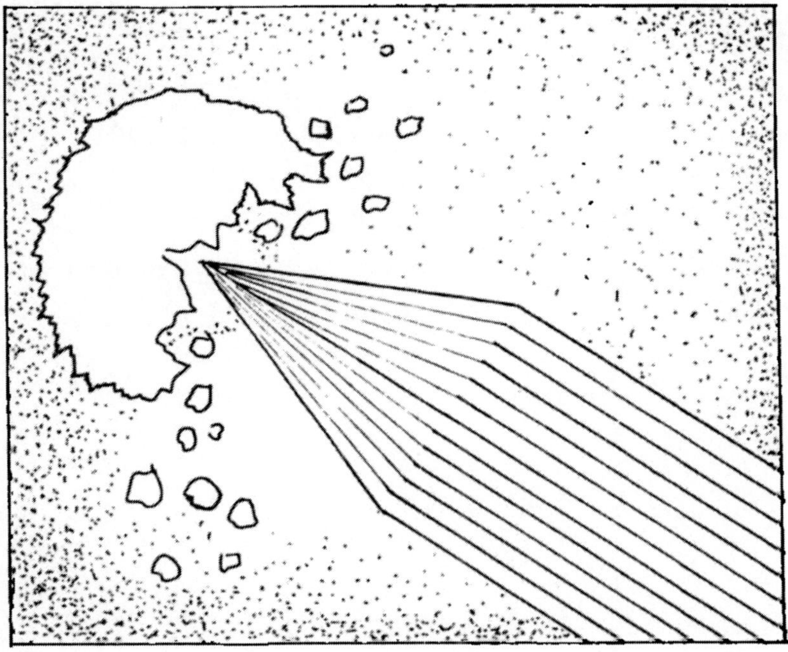

लियोट्रीपर मशीन द्वारा बिना आपरेशन के पथरी निकाली जाती है।

टूट कर रेत जैसे छोटे-छोटे कणों में बदल जाती है। ये कण चार-पाँच बार पेशाब करने से उसी के साथ बाहर निकल जाते हैं।

पथरी के रोगियों की अभी तक यह विडम्बना रही है कि एक बार पथरी निकलवाने के बाद चार-पाँच साल के अन्तराल में उनके गुर्दों में फिर पथरी बनना शुरू हो जाती है। ऐसा अक्सर रोगियों द्वारा बरती गई लापरवाही की वजह से होता है। ऐसी स्थिति में रोगियों को चाहिए कि वे ऐसे भोजन को न लें जिससे गुर्दे में पथरी बनने की आशंका रहती है। कई बार उन लोगों में भी पथरी की शिकायत देखी गई है जिन्हें अधिक पसीना आता है। महिलाओं की तुलना में पुरुषों में पथरी की तीन गुणा अधिक देखी जाती है।

पथरी के दोबारा होने से बचने के लिए ऐसे लोगों को चाहिए कि वे दूध से बने पदार्थ या फिर दूध के सेवन से परहेज करें क्योंकि इसमें कैल्शियम प्रचुर मात्रा में होता है। इसी तरह आक्सलेर की अधिक मात्रा से बचने के लिए टमाटर, पालक, चुकंदर, आड़ू, बेर तथा अंजीर का भी अधिक प्रयोग न करें। अधिक कोको वाले पेय पदार्थ जैसे तेज चाय और काफी से भी बचना चाहिए।

□□

दिल के दौरे से बचाने वाला अद्भुत यंत्र

हृदय रोगियों की हमेशा से ही यह विडम्बना रही है कि उन्हें नियमित दवाएँ लेने के बाद भी एक दिन अचानक ही ऐसा दिल का दौरा पड़ता है कि वे देखते ही देखते काल के ग्रास बन जाते हैं। लेकिन अब वे बिना ऑपरेशन के ही 'ऑटोमेटिक कारडियोवर्टी डिफिब्रलेटर' (ए आई सी डी) के प्रत्यारोपण से अचानक दिल के बंद होने से होने वाली मृत्यु से बच सकेंगे। आज विश्व में लगभग 3 हजार लोगों ने इसका अपने शरीर में प्रत्यारोपण करा रखा है। ऐसे एक यंत्र का मूल्य दस हजार डालर है। हृदय रोग से पीड़ित लोगों के लिए यह अभी भी सस्ता है क्योंकि एक बार दिल का दौरा पड़ने के बाद ऐसे रोगी को नियमानुसार 12 सप्ताह तक अस्पताल में रहना पड़ता है। उसे न जाने कितनी ही दवाएँ लेनी पड़ती हैं जिनका शरीर के दूसरे अंगों पर भी कुप्रभाव पड़ता है जिनका शरीर के दूसरे अंगों पर भी कुप्रभाव पड़ता है। जरूरत पड़ने पर डॉक्टरों को बाईपास सर्जरी भी करनी पड़ती है जिस पर रोगी को 3 हजार डॉलर की राशि व्यय करनी पड़ती है। ऐसे ऑपरेशन के दौरान कई बार अनेक समस्याएँ भी पैदा हो जाती हैं इतना करने के बाद भी रोगी को भविष्य में कभी भी फिर दिल का दौरा पड़ सकता है। इसलिए ए.आई.सी.डी. का प्रत्यारोपण करना कुल मिलाकर सस्ता तथा आरामदायक होता है।

दिल के दौरे के समय अक्सर यह होता है कि जब हमारा दिल रक्त को शरीर में भेजने के लिए सिकुड़ता है तो दिल की सारी ही मांसपेशियाँ एक साथ संकुचित होती हैं, लेकिन ऐसी अवस्था में दिल को संकुचित करने वाली विद्युतधारा अपना काम सामान्य रूप से पूरा नहीं कर पाती। ऐसी अवस्था में मुख्य रूप से दो बातें हो सकती हैं। पहली, इससे हमारे दिल के वेंट्रीकल जो रक्त को सारे शरीर में भेजने का काम करते हैं, वह भाग असाधारण रूप से धड़कना शुरू कर देता है जिससे हृदय की गति आवश्यकता से अधिक बढ़ जाती है। इसे हम 'वेंट्रीकुलर टेकिकार्डिया' कहते हैं। दूसरी, कभी स्थिति यह

भी हो सकती है कि वेंट्रीकुलर टेकिकार्डिया के कारण या कई बार स्वयं ही हमारे दिल का वेंट्रीकल वाला भाग बराबर सिकुड़ने और फैलने वाला कार्य बंद करके किसी निचुड़े हुए कपड़े की तरह ऐंठ कर सख्त हो जाता है, इस अवस्था को 'वेंट्रीकुलर फिब्रिलेशन' कहते हैं। दोनों ही स्थितियों में चाहे वह टेकिकार्डिया या फिब्रिलेशन हो, अक्सर रोगी की मृत्यु हो जाती है। अगर कभी किसी रोगी को टेकिकार्डिया या फिब्रिलेशन हो गया है तो उसे केवल कुछ ही क्षणों में विशेष दवा तथा उसके हृदय को विद्युत के हल्के झटके (इलैक्ट्रिक शॉक) देने की आवश्यकता होती है। लेकिन अक्सर ऐसे समय में रोगी को घर से अस्पताल पाने में काफी समय लगता है, जिससे उसकी अस्पताल जाते-जाते रास्ते में ही मृत्यु हो जाती है।

यही वह स्थिति है जहाँ पर यह नया यंत्र ए.आई.सी.डी. रोगी को मरने से बचाता है। यंत्र दिल की असाधारण गति को स्वयं ही पहचान करके 5 से 20 सैकिंड के समय में दिल को एक निश्चित विद्युत का झटका देता है। इससे दिल तुरंत ही अपने आपको व्यवस्थित करके फिर साधारण गति से धड़कना शुरू कर देता है।

ए.आई.सी.डी. की निर्माता कंपनी 'इलीलिलि' ने इस यंत्र में एन सॉफ्टवेयर, बैट्री, कैपिस्टर तथा तार लगाए हैं। इससे पहले हृदय रोगियों को इसके इलेक्ट्रोडों को दिल से जोड़ने के लिए छाती का ऑपरेशन करके उन्हें दिल से जोड़ना होता था। लेकिन अब इसके नए मॉडल में इसके इलेक्ट्रोडों को दिल से जोड़ने के लिए छाती के आपरेशन की आवश्यकता नहीं होती, बल्कि डॉक्टर इसके एक इलेक्ट्रोड को एक जड़ी शिरा में से पास करके दिल में दायें भाग में पहुँचा देते हैं। दूसरे इलेक्ट्रोड को सीधे ही दिल से जोड़ने की आवश्यकता नहीं होती, बल्कि इसे वक्ष की त्वचा के ठीक नीचे तथा दिल के ऊपर वाले स्थान पर लगा दिया जाता है। इस यंत्र का वह भाग जिसमें विद्युत पैदा होती है, पेट की त्वचा के नीचे एक छोटी-सी थैली बनाकर उसमें लगा दिया जाता है। इस प्रकार इस यंत्र की सहायता से रोगी दिल के दौरे से वर्षों तक सुरक्षित बना रहता है।

□□

सम्मोहन चिकित्सा पद्धति

सम्मोहन विद्या का इस्तेमाल जादू के खेलों में होता है, यह तो आपने सुना होगा लेकिन आज सम्मोहन चिकित्सा या व्यवहार चिकित्सा का मानव शरीर से गहरा संबंध भी सिद्ध हो चुका है। इसे साइकोन्यूरोइम्यूनोलॉजी की संज्ञा दी गई। अर्थात् मन के द्वारा शरीर की चिकित्सा।

हम जितना अधिक तनावग्रस्त रहेंगे, हमारा शरीर रोगों से लड़ने की क्षमता उसी अनुपात में खोता जाएगा। यही कारण है कि रोगों का पता चलते ही उसका शारीरिक दशा दिन पर दिन सोच-सोच कर और बिगड़ती जाती है।

मनोचिकित्सकों और वैज्ञानिकों का मानना है कि मानव शरीर एक आत्मनियंत्रण प्रणाली लेकर ही जन्म लेता है। अर्थात् जिस बात को उसके मस्तिष्क में बैठा दिया जाए। उसकी सोच एवं शारीरिक प्रक्रिया भी उसी रूप में परिवर्तित होती जाती है। उदाहरणार्थ यदि हम मन में सोच लें कि हम थके हैं तो हमें वास्तव में शरीर में थकावट का आभास होने लगेगा। यह एक मनोवैज्ञानिक क्रिया है। बुखार में दर्द, कमजोरी तथा अन्य कई शारीरिक लक्षणों को मन की उपज माना जाता है। सम्मोहन चिकित्सकों का दावा है कि वे सम्मोहन प्रणाली के माध्यम से से शरीर की कार्यप्रणाली ही परिवर्तन कर सकते हैं। और बीमारी के मूल कारण तनाव को व्यवहार परिवर्तन तथा सम्मोहन से दूर कर सकते हैं। यही नहीं, रूस, चीन, अमरीका आदि में सम्मोहन चिकित्सा के माध्यम से पीड़ा रहित आपरेशन भी सफलतापूर्वक किए जा रहे हैं। उनका मानना है कि उनकी मनो-चिकित्सा से शरीर में पीड़ा निवारक एन्ड्रोकिन स्त्रावण उत्तेजित होता है, जिससे बिना किसी बेहोशी एवं दवा के उनका सफल आपरेशन किया जा सकता है। और इसमें रोगी को कोई दर्द या पीड़ा का अनुभव नहीं होता।

जो व्यक्ति अत्यधिक तनावग्रस्त रहते हैं, उनमें अंत स्त्रावी ग्रंथियों, थायरायड ग्रंथि से थायरायड हारमोन का स्त्रावण कम हो जाता है। परिणामतः शरीर के सुरक्षातंत्र में लिंको साइट की कमी से रोगों की ओर प्रोन्नति हो जाती

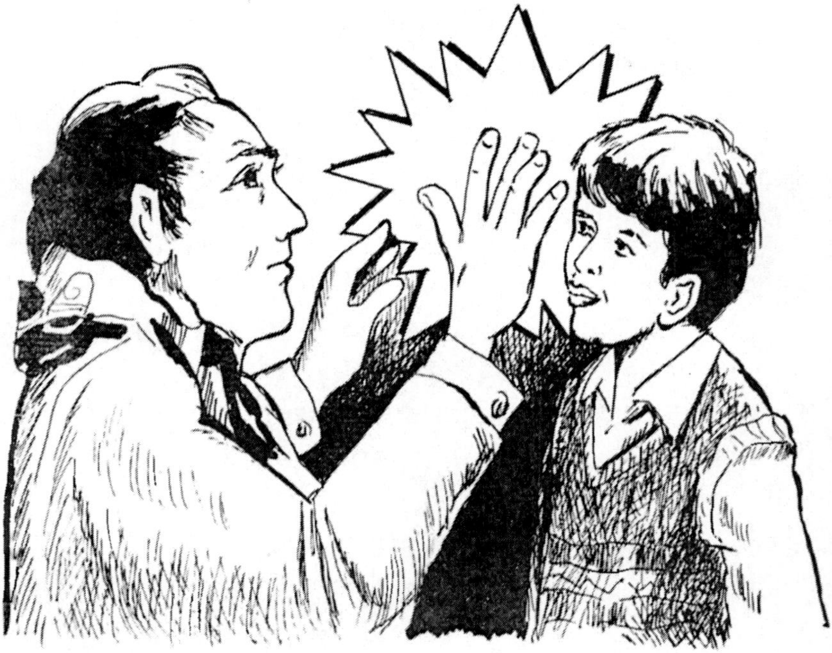

सम्मोहन चिकित्सा।

है और वह शीघ्र ही खांसी, सर्दी, जुकान आदि से पीड़ित हो जाता है। चिकित्सा-मनोवैज्ञानिक सम्मोहन चिकित्सा के माध्यम से उसके सोचने तथा उसे रोग जनित विचार को ही दूर कर देता है। स्वाभाविक है ऐसे विचारों के दूर होते ही हारमोनल अथवा उत्तेजक द्रवों के सामान्य होने से रोगी अपनी सामान्य अवस्था में आ जाएगा। वह सामान्य अवश्था में ही नहीं, अपितु अपने विचारों में हुए मूलभूत परिवर्तन के कारण रोग से जड़ से मुक्ति पा लेता है। मन की चिकित्सा या सम्मोहन चिकित्सा में व्यवहार चिकित्सक मन को प्रभावित कर लोगों का इस प्रकार उपचार करते हैं कि रोगी जाग्रत अवस्था और स्वप्नावस्था के बीच की स्थिति में रहता है। जिसे गहन सुप्तावस्था कहते हैं। इस समय प्रायः मरीजों को यह सलाह दी जाती है कि वह कुछ नहीं कर रहे हैं और वे स्वयं अपनी पीड़ा या रोग से मुक्ति पा लेंगे।

आज मनोचिकित्सा के माध्यम से, सम्मोहन या मन पर प्रभाव डालकर हृदय रोग, सिरदर्द (माइग्रेन) गठिया, हकलाना, मधुमेह, पीड़ा रहित प्रसव, पीड़ा रहित शल्य, पेप्टिक अलसर, एलर्जी, त्वचा रोग (एक्जिमा), कैंसर आदि ठीक कर देने का दावा भी किया जा रहा है।

सम्मोहन या मनोचिकित्सा के समय शरीर की पूरी कार्यप्रणाली फिजियोलॉजी में ही परिवर्तन हो जाता है। जैसे-जैसे शब्दों का जाल बिछाया जाता है। शरीर की कार्य शैली बदलती जाती है। अंततः शरीर जागते हुए भी सोता है। इसी स्थिति को सजेस्टेड स्लीप या सुझाव-सुप्तावस्था कहते हैं। इसमें रक्तप्रवाह, स्पंदन, स्वेदन सभी बढ़ जाता है। पाचन शक्ति, ग्रहण शक्ति एवं अन्य क्रियाएँ प्रतिकूल अवस्था में प्रभावित होते हैं। जैसे-जैसे मरीज को पुनः सुप्तावस्था से जागृतावस्था में लाया जाता है, उपर्युक्त प्रणाली पुनः सक्रिय हो उठती है एवं रोगी ताजगी, स्फूर्ति एवं राहत का अनुभव करता है।

इस प्रकार मानसिक तनाव, रक्तचाप, गठिया, सिरदर्द, हृदयरोग, एलर्जी आदि की चिकित्सा वर्तमान में सफलतापूर्वक सम्मोहन चिकित्सक कर रहे हैं। इस चिकित्सा पद्धति का अभी व्यापक रूप में इस्तेमाल नहीं हो पा रहा है।

□□

अल्ट्रासोनोग्राफी—अनेक रोगों का आसान निदान

1895 में जब से एक्सरे का आविष्कार हुआ तब से इसका चिकित्सा जगत में विभिन्न रोगों के निदान में एकाधिपत्य रहा है। फिर भी शरीर के बहुत से ऐसे अंग है, जिनसे संबंधित रोगों की जानकारी असम्भव रही है। परंतु बीसवीं सदी के छठे-सातवें दशक में विकसित अल्ट्रासोनिक (पराश्रव्य) जाँच या (अल्ट्रासोनोग्राफी) ने काफी हद तक स समस्या का निराकरण कर दिया है।

अल्ट्रासोनोग्राफी

प्रयोगों द्वारा यह ज्ञात हुआ है कि साधारणतः ध्वनि 20 से 2000 हट्र्ज के बीच ही मानव कानों से सुनी जा सकती है। इस सीमा से अधिक 1.20 मिलियन हट्र्ज फ्रीक्वेंसी की ध्वनि को अल्ट्रासाउण्ड कहते हैं और इसका निदान के रूप में प्रयोग अल्ट्रासोनोग्राफी कहलाता है। शरीर के विभिन्न अंगों की जाँच के लिए उनकी परमाणु-संख्या के आधार पर विभिन्न फ्रीक्वेंसी के अल्ट्रासाउण्ड की आवश्यकता होती है। इसके लिए एक ट्रांसड्यूसर, आसिलोस्कोप, कैमरा, टेलिविजन, कंप्यूटराइज्ड की बोर्ड आदि यूनिट एक पूरी मशीन बनाते हैं, जिसमें सबसे महत्त्वपूर्ण अंग ट्रांसड्यूसर होता है। इसमें पोजीइलेक्ट्रिक क्रिस्टल होते हैं जो ध्वनि उत्पन्न करने की क्षमता रखते हैं। जब 300-700 वोल्ट की विद्युत इस क्रिस्टल पर प्रवाहित की जाती है तो यह क्रिस्टल थोड़ा फैलता है और जब विद्युत पोटेंशियल (विभव) हटा लिया जाता है तो क्रिस्टल सामान्य अवस्था में वापस आ जाता है। जब इन क्रिस्टलों की ध्रुवता परिवर्तित कर दी जाती है, तब क्रिस्टल थोड़ा संकुचित हो जाता है। इस प्रकार इन क्रिस्टलों का फैलना तथा सिकुड़ना दबाव तरंग उत्पन्न करता है, जब इनका सम्पर्क बाहरी त्वचा से कराया जाता है। यही अल्ट्रासाउण्ड तरंग है जो क्रिस्टल से उत्पन्न होकर शरीर के ऊतकों से गुजरती है। लौटती 'प्रतिध्वनि' क्रिस्टल से टकराकर इलेक्ट्रोड क्रिस्टल से टकरा कर. इलेक्ट्रोड पर वोल्टेज पैदा करती है।

इस प्रकार पीजोइलेक्ट्रिक क्रिस्टल, विद्युत पोटेंशियल लगाने से तथा क्रिस्टल की ओर लौटती प्रतिध्वनि के पोटेंशियल पैदा करने से अल्ट्रासाउण्ड उत्पन्न करते हैं। इस ध्वनि आवेग को आसिलोस्कोप द्वारा देखा जा सकता है। इसके लिए बहुत-सी प्रणालियाँ है, जैसे ए-मोड, बी-मोड, एम-मोड, बी-स्कैन इत्यादि। रियल टाइम अल्ट्रासोनोग्राफी जीवित चित्रण करने में पूरी तरह सक्षम है। इसमें बी-मोड का उपयोग करके लीनियर एरे अल्ट्रासोनिक मशीन का विकास किया गया। दूसरा उपलब्ध मॉडल सेक्टर स्कैनर होता है। इससे छोटे अंगों अथवा सम्भागों का बेहतर चित्रण प्राप्त होता है।

रोगों का निदान

अल्ट्रा सोनोग्राफी से हृदय और रक्तवाहिनियों का परीक्षण एम-मोड इकोकार्डियोग्राफी (प्रतिध्वनि हृदय-लेखन), द्विकोणीय प्रतिध्वनि हृदय-लेखन तथा प्रति डॉप्लर प्रतिध्वनि हृदय लेखन विधि से किया जा सकता है। जाँच विधि से स्तन, फेफड़ा, थाइराइड, नेत्रगुप्त, अण्डकोष तथा पेट में आँतों को छोड़कर बाकी सभी अंगों की बहुसंख्यक बीमारियों का निदान संभव हो गया है। इस तरह प्रारंभिक का निदान संभव हो गया है। इस तरह प्रारंभिक अवस्था में निदान हो जाने से बीमारी का पूर्णरूपेण उपचार किया जा सकता है।

पित्ताशय (गाल ब्लेडर) की बीमारी के लिए कोली सिस्टोग्राम एक्स-रे यंत्र द्वारा जाँच की जाती है। परन्तु ट्यूमर और कैंसर-जैसी भयानक बीमारियों की जानकारी इस उपकरण से असंभव रहती है। अब अल्ट्रासोनोग्राफी से अब यह भी सम्भव हो चुका है। पित्ताशय की अन्यान्य बीमारियाँ, जैसे विभिन्न तरह के पित्ताशय शोथ (कोलीसिस्टाइटिस), पथरी (कोलीलिथिएसिस), पित्तवाहिनी अश्मरता (कोलीडो कोलिथिएसिस) आदि का निदान 90-95 प्रतिशत मरीजों में संभव हो सका है।

अल्ट्रासोनोग्राफी से विभिन्न प्रकार के यकृत शोथ (हिपैटाइटिस) अमीबी यकृत विद्रधि (अमीबिक लीवर एब्सिस), सीरोसिस यकृत, यकृत वसा अन्तः संरचरण (फैटी इन्फिलट्रेशन) हाइडेटिड पुरी (सिस्ट), ट्यूमर, कैंसर, प्रतिहारी, का निदान तथा यकृत कोशिकीय कामला का विश्लेषण भी सम्भव हो गया है। अमीबी यकृत विद्रधि को, जो सिर्फ निदान का मोहताज रहता है, अब अल्ट्रासोनोग्राफी ने समुचित उपचार योग्य बना दिया है। ये विद्रधि उपयुक्त

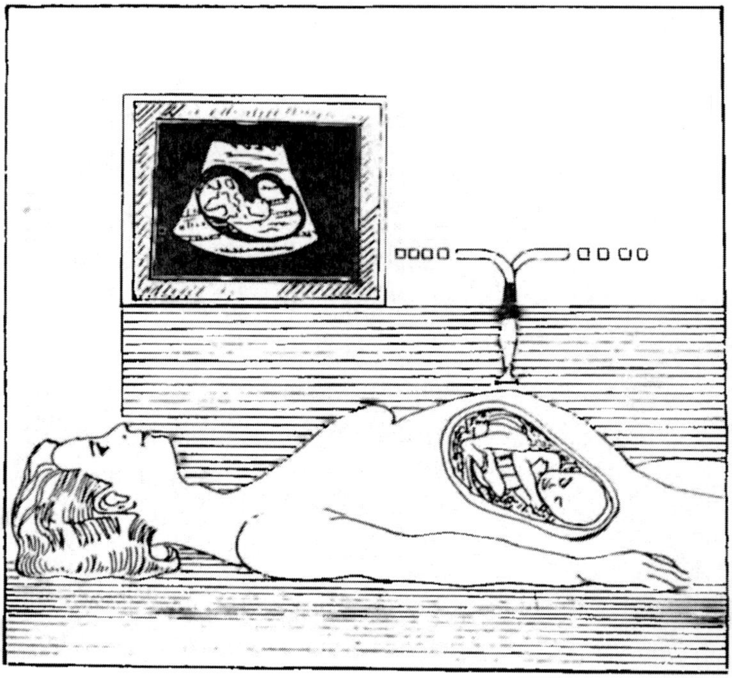

अल्ट्रासोनोग्राफी द्वारा स्त्रियों में जननेंद्रिय रोगों का पता लगाया जाता है ।

एंडीबायोटिक्स एवं निकास के बाद बिल्कुल ठीक हो जाते हैं। इसके द्वारा प्लीहा की वृद्धि, कालाजार, प्रतिहार, रक्त कैंसर में प्लीहा वृद्धि आदि का है।

गर्भावस्था का आकलन

अल्ट्रासोनोग्राफी द्वारा स्त्रियों में जननेंद्रिय रोगों तथा गर्भ ठहरने से लेकर गर्भावस्था की 10 माह तक की प्रगति और प्रसव होने तक की सभी घटनाओं का सही-सही चित्रण संभर है। गर्भावस्था के प्रथम तीन माह के बाद, जहाँ एक्स-रे परीक्षण पूर्णतया वर्जित है और दूसरा कोर्ट समुचित नैदानिकीय माध्यम उपलब्ध नहीं है, वहाँ यह उपकरण सभी जानकारियाँ उपलब्ध करा देता है। 5-6 सप्ताह में प्रथम अल्ट्रासोनोग्राफी जांच से यह पता लगाया जा सकता है कि स्त्री गर्भवती है या नहीं। यदि हाँ तो कितने दिन का गर्भ है, भ्रूण जीवित हो चुका है और विकसित हो रहा है या नहीं। यही नहीं, इससे असामान्य गर्भावस्था की जानकारी प्राप्त कर प्रसव का उपचार भी संशोधित किया जा सकता है। गर्भाशय, डिम्बाशय, डिम्बवाहिनियों की बीमारियों का पता लगाया जा सकता है, जैसे तान्तव (फाइब्रायड) डिम्बग्रंथि पुटी या ट्यूमर। इससे दो, तीन या अधिक बच्चों की उपस्थिति की जानकारी के अलावा कभी-कभी तो बच्चे के लिंग की भी सूचना मिल जाती है। इस जाँच की उपयोगिता इस कदर बढ़ गई है। इस जाँच की उपयोगिता इस कदर बढ़ गई है कि आमला, यकृत, पित्ताशय तथा गुर्दे की तमाम बीमारियों के लिए यह स्क्रीनिंग नियमित प्रक्रिया बन गया है।

पराश्रव्य टिशू, बायोप्सी, पराश्रव्य विद्रधि निकास आदि इसके द्वारा किए जा सकते हैं। गुर्दे की पथरी भी अल्ट्रासाउण्ड द्वारा बिना चीरफाड़ किए निकाली जा सकती है, जिसे अल्ट्रासोनो लिथोट्रॉप्सी नाम दिया गया है। इस प्रकार अल्ट्रासोनोग्राफी की सीमा निदान से आगे बढ़कर उपचार तक विस्तार ले चुकी है। इसके एक्स-रे जैसे दूरगामी बुरे परिणाम भी आज तक देखने में नहीं आए हैं। अतः यह सबसे सुरक्षात्मक निदान विधि है।

अल्ट्रासोनोग्राफी की मशीन भारतवर्ष में अभी कुछ इने-गिने केंद्रों पर ही उपलब्ध है। परन्तु धीरे-धीरे यह बड़े शहरों के अस्पतालों में लगाई जा रही है। फिलहाल दिल्ली, मद्रास, बंबई, कलकत्ता, चंडीगढ़, बैंगलोर आदि शहरों के बड़े अस्पतालों में उपलब्ध है।

विकसित ई.सी.जी. मशीनों से सही निदान

हृदय की गति की दशा बताने वाला सबसे पुराना यन्त्र है ई.सी.जी. मशीन। ई.सी.जी. हृदय की लय, उसकी मांसपेशियों और उसकी धड़कन के बारे में काफी कुछ जानकारी विशेषज्ञों तक पहुँचाता है। हार्ट-अटेक के निदान में भी यह महत्त्वपूर्ण भूमिका निभाता है। ई.सी.जी. वास्तव में एक ऐसा अध्ययन है, जिससे हृदय के विभिन्न हिस्सों में हो रही विद्युत क्रियाओं का लेखा-जोखा ग्राफ पेपर पर अंकित हो जाता है। यह यंत्र आज छोटे से छोटे चिकित्सा केन्द्र में भी उपलब्ध है। विशेषज्ञों ने साधारण ई.सी.जी. मशीन में अनेक परिवर्तन किए हैं। आज उसके अनेक विकसित रूप हैं।

कई बार देखने में आता है कि कोई व्यक्ति छाती में क्षणिक दर्द होने की शिकायत करता है, किन्तु जब ई.सी.जी. करवाया जाता है तब वह बिल्कुल सामान्य आता है। ऐसा मुख्यतः एन्जाइना से ग्रस्त व्यक्तियों के परीक्षण में मुख्य रूप से होता है। होता दरअसल यह है कि व्यक्ति पर जब भी मानसिक अथवा शारीरिक तौर पर दबाव पड़ता है, तब उसका हृदय प्रतिकूल परिस्थितियों में पर्याप्त मात्रा में रक्त नहीं प्राप्त कर पाता। किन्तु जब वह ई.सी.जी करवाता है, तब तनावपूर्ण स्थिति गुजर चुकी होती है और परिणामस्वरूप ई.सी.जी. सामान्य आता है। ऐसी स्थिति में रोग का निदान कठिन हो जाता है। ऐसी स्थिति में रोग का निदान कठिन हो जाता है। पर अब विशेषज्ञोंने इस समस्या का हल भी ढूँढ़ निकाला है। एक नई विकसित ई.सी.ज़ी. मशीन द्वारा।

विशेषज्ञों ने इस समस्या का समाधान एक साइकलनुमा मशीन बनाकर किया है। यह मशीन एक कम्प्यूटर एवं प्रदर्शन प्रणाली से जोड़ी गई है। साइकलनुमा मशीन पर व्यक्ति को स्थिर साइकिल चलाने के लिए कहा जाता है, जिससे लगभग वही परिस्थितियाँ उत्पन्न होती हैं, जैसी सामान्यतः आम, जिंदगी में व्यायाम करते समय आती हैं। मशीन से जुड़ा कम्प्यूटर, प्रदर्शन प्रणाली पर व्यक्ति का ई.सी.जी. यानी हृदय-गति, रक्तचाप और व्यायाम का

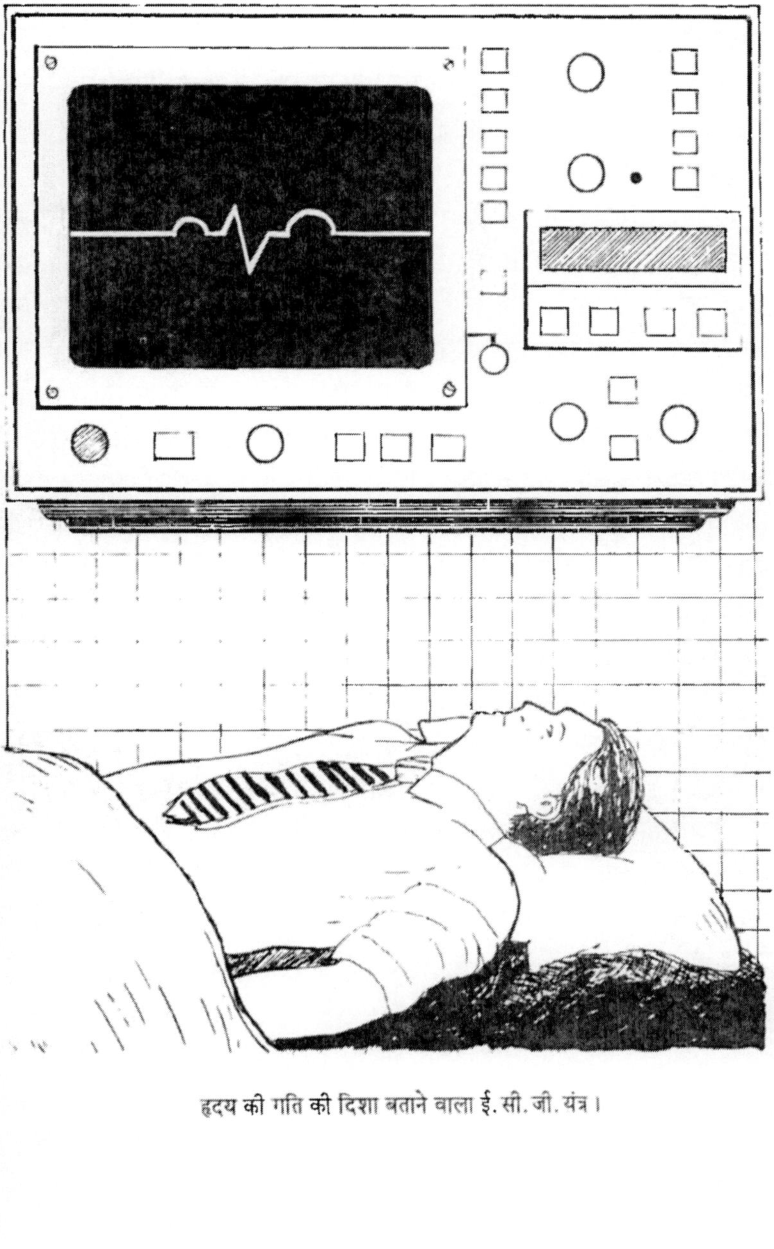

हृदय की गति की दिशा बताने वाला ई. सी. जी. यंत्र।

स्तर स्पष्ट रूप से उजागर कर देता है।

कोरोनरी आर्टरी रोग की आरम्भिक अवस्थाओं में ही निदान करने और हार्ट-अटेक के बाद रोगी के हृदय की क्षमता को परखने में इस यन्त्र का प्रयोग किया जा रहा है।

अब विशेषज्ञों ने एक ऐसा अद्‌भुत यन्त्र तैयार किया है, जिससे चौबीस से बहत्तर घण्टे तक लगातार ई.सी.जी. लिया जा सकता है। यह ई.सी.जी. यन्त्र हाथ-घड़ी के बराबर आकार का है। ई.सी.जी. रिकार्ड करने के लिए इसे एक रिकार्डर से जोड़ दिया जाता है। यह रिकार्डर भी छोटा-सा उपकरण है और इसे बेल्ट में लगाया जा सकता है। जिस व्यक्ति के हृदय का अध्ययन विशेषज्ञ करना चाहता है, उसमें यह यन्त्र लगा दिया जाता है। चौबीस से बहत्तर घण्टों के बाद वह व्यक्ति अपने विशेषज्ञ के पास पहुँच जाता है। वहाँ विशेषज्ञ कम्प्यूटर की सहायता से उसके पूरे दिन के ई.सी.जी. का अध्ययन करता है। अगर विशेषज्ञ कम्प्यूटर की सहायता न ले तो इस ई.सी.जी. का पूर्ण अध्ययन करने में उसे कई दिन लग जाएँगे। कम्प्यूटर की मदद से यह काम चन्द मिनटों में ही हो जाता है।

इस यन्त्र का सबसे बड़ा महत्त्व यह है कि वह व्यक्ति अपनी सामान्य दिनचर्या के अनुसार काम करता है और यन्त्र स्वयं ही ई.सी.जी गणना लेता रहता है। इससे उसके हृदय की दशा और उसकी अनुकूल एवं प्रतिकूल परिस्थितियों को झेलने की क्षमता के बारे में विशेषज्ञ को जानकारी हो जाती है। एन्जाइना तथा अन्य हृदय रोगों के निदान में और रोगी व्यक्ति को औषधि किस मात्रा में दी जाए, यह पता लगाने के लिए यह यन्त्र अत्यन्त ही सहायक सिद्ध हो रहा है।

हार्ट अटैक का निदान

साधारणतः हार्ट-अटैक का निदान करने में लक्षणों के अलावार ई.सी.जी. एवं रोगी के रक्त के विशेष परीक्षणों का सहारा लिया जाता है। रक्त की जाँच करने में कई घण्टे लग जाते हैं। किन्तु अब विशेषज्ञों ने एक ऐसा कैमरा तैयार कर लिया है, जिससे एक घण्टे के अन्दर ही हार्ट-अटेक का निदान किया जा सकता है।

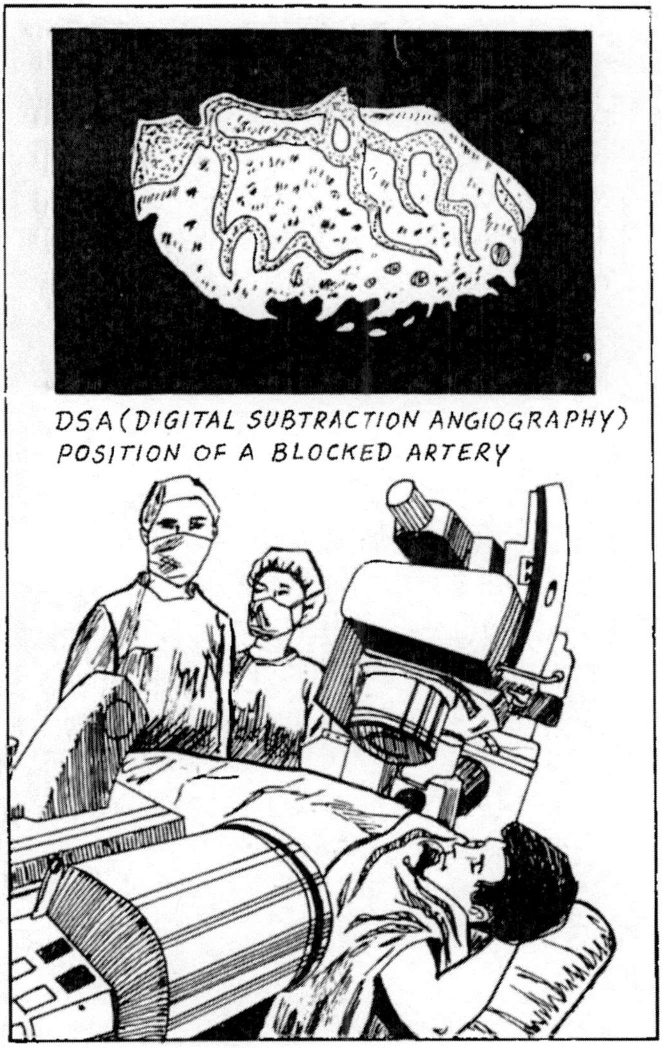

'एन्जीयोकार्डियोग्राफी' तकनीक से हृदय की रक्त वाहिकाओं का साक्षात् चित्र प्राप्त किया जा सकता है।

यह नया 'गामा-कैमरा' है जिसका प्रयोग 'न्यूक्लियर-स्कैनिंग' नामक एक अनूठी तकनीक में किया जा रहा है। इसकी तकनीक में चिकित्सक रोगी की किसी एक नाड़ी में विशेष रेडियो आइसोटोप इंजैक्ट कर देता है। यह रसायन कुछ ही समय में हृदय की मांसपेशियों में पहुँच जाता है। वहाँ पहुँचकर यह गामा-किरणों को उत्साहित करना है। इन गामा-किरणों को गामा कैमरा ग्रहण कर लेता है। इसके बाद कैमरे से जुड़े कम्प्यूटर में स्वयं ही संकेत पहुँच जाते हैं और हृदय की मांसपेशियों की तस्वीर स्क्रीन पर उभर आती है। हार्ट-अटेक में नष्ट हुई मांसपेशियाँ रेडियो-आइसोटोप रसायन ग्रहण नहीं कर पातीं। परिणामतः वे काले धब्बे के रूप में स्क्रीन पर अलग ही नजर आ जाती हैं।

रक्त-वाहिकाओं का चित्रण

हृदय की रक्त-वाहिकायों के बारे में ई.सी.जी. से भी ज्यादा सम्पूर्ण जानकारी मिलती है. 'एन्जीयोकार्डियोग्राफी' तकनीक से। इस तकनीक द्वारा अब हृदय की रक्त वाहिकाओं का साक्षात् चित्र प्राप्त किया जा सकता है। रोगी व्यक्ति की बाँह या जाँघ की धमनी द्वारा एक लम्बी पतली ट्यूब धीरे-धीरे हृदय की कोरोनरी आर्टरी में पहुँचा दी जाती है। इसके बाद एक विशेष 'रेडियो-आपेक' रसायन इसमें इंजेक्ट कर दिया जाता है। कुछ ही क्षणों में कोरोनरी धमनियों का साक्षात चित्र एक स्क्रीन पर उभर कर आ जाता है। इन्हें एक्स-रे चित्रों के रूप में तब यह पूरा ज्ञान हो जाता है कि उस व्यक्ति की हृदय रक्त-वाहिकाएँ हैं अथवा नहीं।

अगर उनमें रुकावट है तो कहाँ है। इस जानकारी के प्राप्त होने पर रोगी की उचित चिकित्सा संभव हो जाती है।

कोलेस्टरोल जाँचने की नई विधि

हृदय की धमनी की दीवारों के सख्त हो जाने और उनका क्षरण होने से उत्पन्न रोग 'धमनी काठिन्य' अनेक हृदय रोगों और गैंग्रीन जैसे लाइलाज रोगों का मुख्य कारण होता है। यही रोग संसार में 35 से 55 वर्ष की आयु के बीच मरने वाले आधे व्यक्तियों की मृत्यु का प्रमुख कारण बनता है।

अब मास्को स्थित चिकित्सा विज्ञान अकादमी के भौतिक-रासायनिक चिकित्सा संस्थान के विशेषज्ञों ने इसकी एक सरल विधि का विकास करने में अभूतपूर्व सफलता प्राप्त की है। संस्थान के निदेशक ने इस पर विस्तार से प्रकाश डालते हुए बताया है कि यह नई सोवियत विधि रक्त में वसा के अंग या कोलेस्टेरोल की मात्रा के त्वचा परीक्षण द्वारा निर्धारण पर आधारित है।

इसमें रोगी की हथेली पर एक विशेष घोल की तीन बूँदे अलग-अलग स्थानों पर डाली जाती हैं। यह विशेष घोल अपने आप में एक नई खोज है। इस घोल में ऐसे तत्त्व होते हैं जो त्वचा की कोशिकाओं में उपस्थित कोलेस्टोल से प्रभावित होते हैं। एक मिनट बाद इन बूँदों का रंग बदलने लगता है जो कोलेस्टरोल की कम-ज्यादा मात्रा के अनुरूप होता है।

यदि एक बूँद का रंग बदल जाता है और दो का नहीं बदलता है तो यह माना जाता है व्यक्ति पूर्ण स्वस्थ है। यदि दो बूँदों का रंग बदल जाता है तो यह माना जा सकता है कि वह व्यक्ति संकट के घेरे में है या घेरे में आ चुका है।

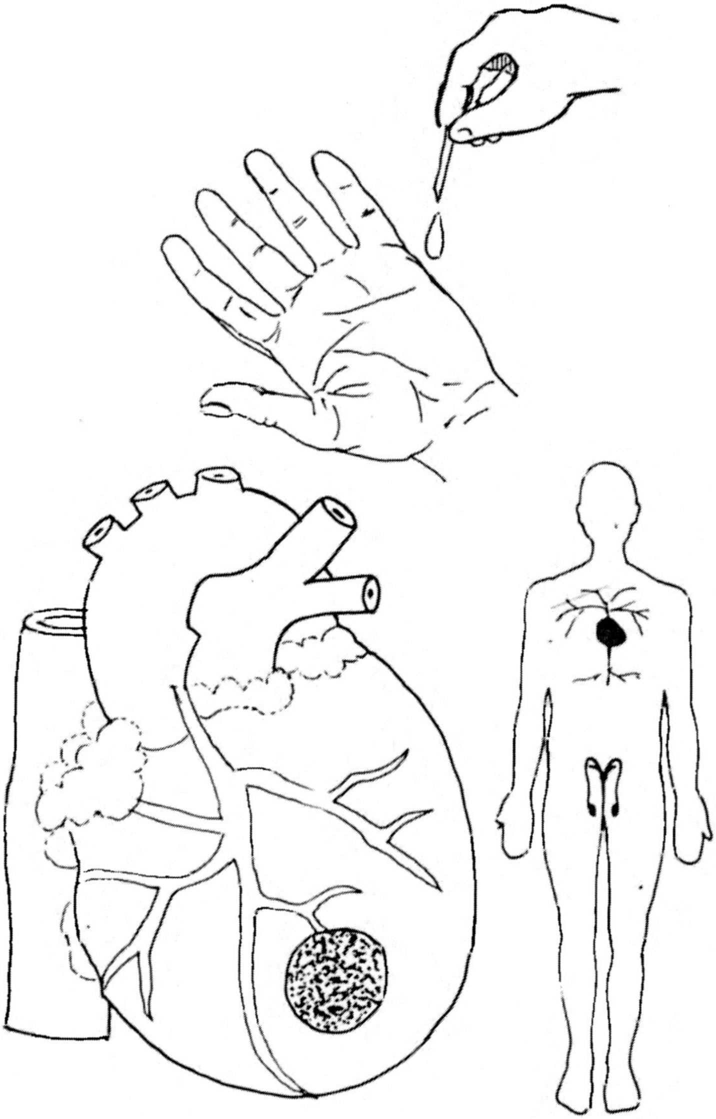

हृदय रोगों में कोलेस्टरोल की जांच के लिए रोगी की हथेली पर एक विशेष घोल की तीन बूंदे अलग-अलग स्थानों पर डाली जाती हैं।

दमे का माप लेकर सही इलाज संभव

दमा के दौरे को नापने की काल आपको अटपटी लग सकती है कि सांस के दौरे को कैसे मापा जाए। यह समस्या चिकित्सकों को लम्बे समय से परेशान करती आ रही थी। यदि इस दौरे को किसी ऐसे मापदंड पर नाप सकें, जिससे हम अगले व पिछले दौरों की तुलना करके दमा जैसी जीवन भर साथ चलनी वाली बीमारियों में, फेफड़ों में होने वाले परिवर्तनों का अध्ययन कर सकें, तो हमें दवा की मात्रा और दवा देने के समय का निर्धारण करने में अत्यंत सुविधा रहती है। इस प्रकार के यंत्र, जिन्हें पीक फ्लोमीटर कहते हैं। ये अभी तक केवल विदेशों में बनते थे। इसकी कीमत हजारों रुपयों में होने के कारण इसका लाभ सिर्फ इने-गिने लोग ही उठा सकते थे।

फ्लोरेट्स का मापना और इलाज की सही दिशा

जयपुर के सवाई मानसिंह आयुर्विज्ञान महाविद्यालय के प्राचार्य एवं औषधि विभाग के विभागाध्यक्ष डॉ. एस.आर. मेहता तथा प्राचार्य डॉ. वी.एम. भंडारी के निर्देशन में और मालवीय रीजनल इंजीनियरिंग कॉलेज में पन्नालाल तथा ए.पी.एस. राठौर के सहयोग से ऐसे ही यंत्र का एक ऐसा रूप विकसित किया है, जो अत्यंत उपयोगी व सत्य है। इस यंत्र को विशेष रूप से हमारे देश की दो विशेष परिस्थितियों को ध्यान में रखकर बनाया गया है। एक अल्पशिक्षित मरीज अधिक जटिल उपकरणों का उपयोग स्वयं नहीं कर सकता है। दूसरे, जो मरीज आर्थिक कठिनाइयों के कारण दवा तक नहीं खरीद पाते, वे ऐसे उपकरण का लाभ कैसे उठा सकते हैं। दो साल के लगातार शोध और परिश्रम के बाद ईजाद हुए दमा के दौर को नापने के इस उपकरण का नाम 'पिकसिटीफ्लोमीटर' रखा है। यह करीब दस इंच लंबा दौर और दो इंच व्यास का बेलनाकार उपकरण है। इसका वजन करीब 200 ग्राम है। छोटा होने के कारण यह आसानी से जेब में रखा जा सकता है। इसका प्रयोग भी बिलकुल सरल है। फेफड़ों की हवा वेग से इसमें निकाल कर तीन

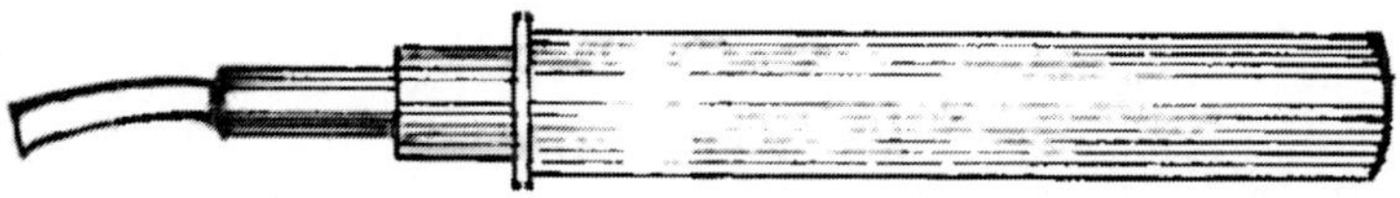

दमे की जांच करने वाला यंत्र

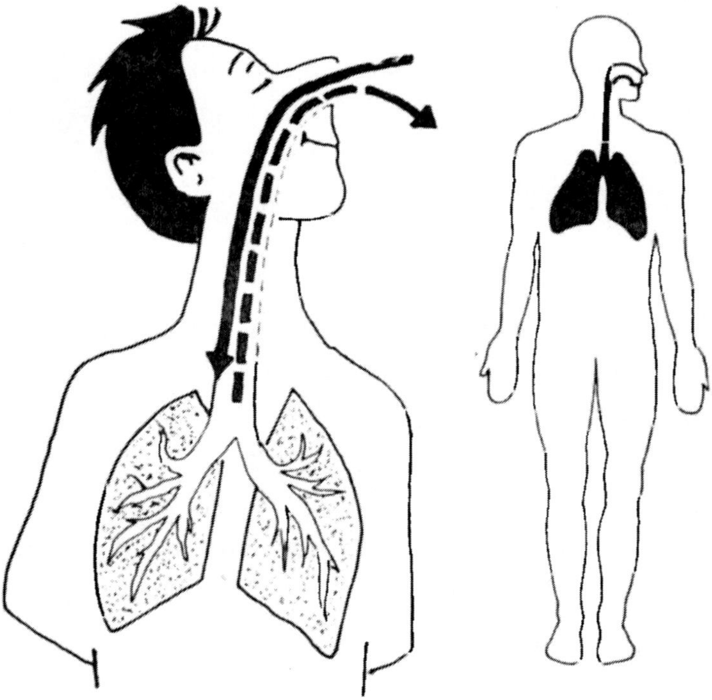

दमे के दौर को नापकर दवा की मात्रा और दवा देने के समय का निर्धारण किया जा सकता है।

प्रकार की 'फ्लोरेट' नापी जा सकती है। विदेशों से आयातित यंत्रों से एक ही प्रकार की फ्लोरेट का पता चलता है।

जिस प्रकार बुखार होने पर हम तापमान का चार्ट बनाकर डॉक्टर को दिखाते हैं, उसी प्रकार दमा के मरीज यदि डॉक्टर को फ्लोमीटर का चार्ट नियमित रूप से बताएँ तो सांस का दौरा पड़ने से पहले ही इलाज करने में और दारे का पहले ही नियंत्रित करने मे सहायता मिलती है।

लगातार लंबे समय तक धूम्रपान करने से फेफड़े खराब हो जाते हैं। इसका पता धूम्रपान करने वाले व्यक्ति को तब लगता है, जब उसे चलने-फिरने में और साँस लेने में कठिनाई और पीड़ा होने लगती है। प्रकृति ने फेफड़ों को इतना सुरक्षित भंडार दिया है। कि धूम्रपान करने वाले व्यक्ति को जब सांस की तकलीफ महसूस होने लगती है, तब तक उसके फेफड़े का पचास प्रतिशत से अधिक भाग नष्ट हो चुका होता है। इस स्थिति तक आ जाने के बाद मर्ज लाइलाज हो जाता है। यदि धूम्रपान इस समय छोड़ भी दिया जाए, तो सुधार की बहुत कम गुंजाइश शेष रहती है। अतः यदि धूम्रपान करने वाला हर व्यक्ति पिंकसिटी फ्लोमीटर से महीनें में एक बार अपने फेफड़ों की स्थिति की रीडिंग रेकार्ड करे, तो फेफड़ों में बीमारी की शुरुआत के साथ ही उसे इसका अहसास हो जाएगा। इसका एक उदाहरण देखें कि 'क' की फ्लोरेट 600 लीटर प्रति मिनट है। 20 सिगरेट रोजाना पीते हुए पाँच वर्ष के बाद यह 400 लीटर प्रति मिनट हो जाती है। ऐसे में जब 'क' तथा उनके परिवार के सदस्यों को पता लगेगा कि उनके एक तिहाई फेफड़े नष्ट हो चुके हैं, तो इससे एक प्रकार का भय पैदा होगा और इस भय से उनको धूम्रपान बंद करने में मदद मिलेगी।

व्यावसायिक स्तर पर उत्पादन होने पर पिंकसिटीफ्लोमीटर की अनुमानित कीमत 40-50 रुपए है।